# 栄養薬理学

編
田中芳明・中村　強
共著
上坂英二・柏原典雄・喜多大三・柴田哲雄・久山哲廣・森　信博
編集協力
浅桐公男・窪田敏夫・小林大介

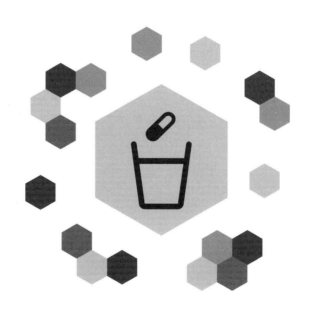

建帛社
KENPAKUSHA

# まえがき

　傷病者において，栄養状態の悪化と廃用性の萎縮は，早期の退院での大きな障害となっている。このため，栄養サポートは重要な治療法の一端を担っている。近年では多くの医療機関において，医療従事者が紙を見たり記録したりする紙カルテ方式を改め，電子カルテ方式を導入するようになった。この電子カルテ方式は多職種や多人数の医療従事者が同時に情報を読み書きできることから，医師の治療方針を的確に伝えることが可能であり，より栄養サポートしやすいカルテといえる。加えて2010（平成22）年の診療報酬改定から，栄養サポートチーム（Nutrition Support Team：NST）の加算が制度化され，病棟で直接患者に栄養ケアプランを立案・説明し，チームで栄養状態の改善にあたることが求められている。このように傷病者治療での栄養サポートは，電子カルテ方式の普及やNSTという制度面をも加味し，その重要性が日々大いに高まってきている。

　NSTは1968年に開発された中心静脈栄養の適切な使用を目指すことで設置された経緯にある。その後も各種の栄養管理法は目覚ましく発展し，NSTは今では欧米のみならず我が国においても広く普及されるに至っている。管理栄養士は，NSTにおいては中心的な役割を担い，医療従事者としての立場や役割を十分に理解することが必要である。具体的には，多くの傷病者は薬の処方（薬物療法）を受け，併せて栄養状態の改善（栄養療法）をも目指して治療がなされている。薬物療法と栄養療法との併用は，傷病者の治療効果を高め，早期の健康回復や早期の退院が達成されるようになった。このメリットは大きく，今では全国の病院や介護保険施設において，有用な制度の一つであると認識されている。そこで，今まで以上に治療効果を高めるためにも，管理栄養士あるいは管理栄養士を目指す学生においては，「栄養」のみならず「薬」に関する十分な知識の習得が必要となっている。

　本書は，管理栄養士養成課程において設置されている「臨床栄養学」あるいは「薬理学」関連の講義で使用できるよう，栄養と薬理とを関連させて学習する入門的な教科書とした。また，NST推進のためにも管理栄養士として知っておくべき「薬とは」および「経腸・経静脈栄養とは」に関する知識を深化させる内容としている。さらには薬理学において食品や栄養素との関連性を重視させるため，本書は「栄養薬理学」のタイトルとし，管理栄養士養成課程の学生にも興味を持たせる内容とした。

　以上のことを考慮し，本書は薬の基礎的知識，薬と食品成分との相互作用，生活習慣病も含めた各種治療薬の薬理作用，ならびに栄養サポートにおいて必須の知識である経腸栄養，経静脈栄養を解説した。経腸栄養は，腸を介した栄養補給法であり，そのため腸が十分に機能している傷病者の栄養サポートでは力点をおくべき必須項目の一つであると考え，本書では特にこの章を充実させている。また，経静脈栄養は管理栄養士が実際に扱うことはできないが，NSTを円滑に機能させるためには，これも

必須な知識であり，また最近の国家試験頻出分野となってきているため，基本事項を押さえてまとめた。本書に基づいて「薬」や「薬理学」を理解するうえでの最善のテキストとなることを確信し，さらには今まで以上に充実した「栄養サポート」につながることを期待している次第である。本書の内容はこれで十分ではなく，さらに改善すべき点は多々あると考えている。より有用なテキストとすべく，ご利用された方々のご指摘，ご指導をいただければ幸甚である。

平成28年3月

編者　田中　芳明
　　　中村　　強

# 目　次

## 第1章　薬理学の基礎知識　　1

### Ⅰ　薬の名称と種類—剤形，飲み方・投与法など　1
1　医薬品の種類と名称　1
2　医薬品の構造　2
3　医薬品の剤形，飲み方　2
4　薬物間および食品との相互作用　3

### Ⅱ　薬の標的分子　4
1　薬物の作用点　4
2　受容体（レセプター）　4
3　酵　　素　17
4　イオンチャネル，トランスポーター　18

### Ⅲ　薬 物 動 態　23
1　吸　　収　23
2　分　　布　27
3　代　　謝　30
4　排　　泄　33
5　薬物動態に及ぼす加齢の影響　36

### Ⅳ　自律神経概論　37
1　自律神経の解剖生理　38
2　自律神経と効果器に存在する受容体　40

**練習問題**　41

## 第2章　食物成分と医薬品の相互作用　　42

### Ⅰ　薬物とグレープフルーツジュースやセントジョーンズワートとの相互作用　42
1　グレープフルーツジュースとの相互作用　42
2　セントジョーンズワートとの相互作用　44

### Ⅱ　レボドパとタンパク質やビタミン$B_6$との相互作用　46
1　タンパク質との相互作用　46
2　ビタミン$B_6$との相互作用　47

## 目次

  Ⅲ ワルファリンとビタミンK含有食品との相互作用 ……………… 48
   1 止血と血栓 …………………………………………………… 48
   2 血小板凝集と血液凝固の機序 ……………………………… 48
   3 血栓症・塞栓症と脳梗塞・心筋梗塞 ……………………… 50
   4 ビタミンK含有食品との相互作用 ………………………… 50
  Ⅳ イソニアジドとヒスタミンやチラミンとの相互作用 ………… 52
   1 ヒスタミンとの相互作用 …………………………………… 52
   2 チラミンとの相互作用 ……………………………………… 53
  Ⅴ サラゾスルファピリジンと葉酸との相互作用 ………………… 53
   練習問題 …………………………………………………………… 55

## 第3章　さまざまな疾患に利用される治療薬　57

  Ⅰ 抗炎症薬 ……………………………………………………………… 57
   1 炎症とは ……………………………………………………… 57
   2 抗炎症薬 ……………………………………………………… 59
  Ⅱ 狭心症治療薬 ……………………………………………………… 61
   1 虚血性心疾患とは …………………………………………… 61
   2 狭心症と心筋梗塞 …………………………………………… 62
   3 狭心症の治療薬 ……………………………………………… 63
  Ⅲ 高アンモニア血症治療薬 ………………………………………… 65
   1 高アンモニア血症とは ……………………………………… 65
   2 高アンモニア血症，肝性脳症の治療薬 …………………… 67
  Ⅳ 抗ヒスタミン薬，$H_2$ブロッカー ……………………………… 68
   1 ヒスタミンの作用 …………………………………………… 68
   2 ヒスタミンの受容体と治療薬 ……………………………… 68
  Ⅴ 食欲抑制薬 ………………………………………………………… 69
  Ⅵ さまざまな薬の副作用 …………………………………………… 70
   練習問題 …………………………………………………………… 71

## 第4章　生活習慣病と治療薬　72

  Ⅰ 糖尿病と治療薬 …………………………………………………… 72
   1 糖尿病とは …………………………………………………… 72
   2 糖尿病の経口薬療法 ………………………………………… 75
   3 糖尿病の注射薬療法 ………………………………………… 80
   4 低血糖とシックデイ ………………………………………… 81

## II 脂質異常症と治療薬 …………………………………… 82
1 脂質異常症とは …………………………………… 82
2 脂質異常症の薬物療法 …………………………… 84

## III 高血圧症と治療薬 ……………………………………… 88
1 高血圧とは ………………………………………… 88
2 高血圧治療薬 ……………………………………… 91

## IV 高尿酸血症と治療薬 …………………………………… 100
1 高尿酸血症，痛風とは …………………………… 100
2 痛風発作時の薬物療法 …………………………… 102
3 尿酸降下薬の選択と種類 ………………………… 105

## V 骨粗鬆症と治療薬 ……………………………………… 107
1 骨粗鬆症とは ……………………………………… 107
2 骨粗鬆症の薬物治療 ……………………………… 110

**練習問題** ……………………………………………………… 114

# 第5章 経腸栄養剤　117

## I 栄養状態と栄養管理法 ………………………………… 117
1 入院患者の栄養状態 ……………………………… 117
2 栄養管理法 ………………………………………… 117
3 経腸栄養か，経静脈栄養か ……………………… 118
4 経腸栄養剤と濃厚流動食の違い ………………… 120
5 宇宙食と経腸栄養剤 ……………………………… 122

## II 経腸栄養剤，濃厚流動食の種類 ……………………… 123
1 経腸栄養剤（医薬品）の種類 …………………… 123
2 濃厚流動食（食品）の種類 ……………………… 126

## III 経腸栄養剤，濃厚流動食の性状と風味 ……………… 131
1 性　　状 …………………………………………… 131
2 風　　味 …………………………………………… 132

## IV 経腸栄養剤，濃厚流動食の成分原料 ………………… 133
1 窒　素　源 ………………………………………… 133
2 脂　　質 …………………………………………… 134
3 糖　　質 …………………………………………… 139
4 食 物 繊 維 ………………………………………… 140

## V 経腸栄養剤，濃厚流動食の投与方法 ………………… 142
1 容　　器 …………………………………………… 142
2 投 与 器 具 ………………………………………… 143

  3 投与ルート……145
  4 半固形化栄養法……147
 Ⅵ **病態別栄養剤（食）**……**148**
  1 炎症性腸疾患（クローン病）の経腸栄養療法……148
  2 肝不全の経腸栄養療法……151
  3 慢性閉塞性肺疾患の経腸栄養療法……152
  4 糖尿病の経腸栄養療法……154
  5 腎不全の経腸栄養療法……155
  6 免疫能賦活用経腸栄養療法……157
 **練習問題**……161

## 第6章 経静脈栄養の基礎　164

 Ⅰ **輸液投与の目的と分類**……**164**
 Ⅱ **水・電解質輸液の背景**……**166**
  1 輸液に用いられる単位……166
  2 体液の区分と電解質組成……166
  3 浸透圧と水分の移行……167
 Ⅲ **水・電解質輸液の実際**……**169**
  1 細胞外液補充液（等張電解質輸液）……169
  2 維持液類（低張電解質輸液）……170
 Ⅳ **栄養輸液の背景**……**172**
  1 栄養素の製剤化……172
  2 主な市販の単味栄養輸液……173
  3 輸液容器の変遷……174
 Ⅴ **栄養輸液の実際**……**175**
  1 末梢静脈栄養輸液の現状……175
  2 中心静脈栄養輸液の現状……176
 Ⅵ **おわりに**……**178**
 **練習問題**……179

■ **索　引**……**181**

（練習問題の解答・解説は，弊社ホームページに掲載しています〈http://www.kenpakusha.co.jp/〉
書名検索「栄養薬理学」で検索し，書籍詳細ページをご覧ください）

# 第1章 薬理学の基礎知識

## I 薬の名称と種類—剤形，飲み方・投与法など

　人々が健康的な日々を送り，病気にかかっても早期に回復するためには，あるいは病気にならないように予防するためには，日常から十分な栄養素を適切に摂取することが，非常に大切である。また，病気の治療や予防に使用される薬も，欠かすことはできない重要なものである。

　現在，世界各国で使用されている薬の種類は膨大な数に及ぶ。その多くが元をたどれば植物由来の成分といわれている。1900年ごろにドイツで消炎鎮痛薬として発売されたアスピリンは，ヤナギの樹皮を煎じたものが起源といわれている。

　ヤナギの樹皮や葉にはサリチル酸の配糖体であるサリシンが含まれ，日本でも古くから歯痛には「柳楊枝」として使われてきた。しかしながら，サリチル酸をそのまま服用すると胃粘膜を刺激し胃障害が生じて，重篤なケースでは消化器潰瘍や出血にいたる。それらの副作用を軽減する目的で，サリチル酸にアセチル基を導入して化学構造を変えたものがアスピリン（アセチルサリチル酸）である。

　医薬品，医療機器等の品質，有効性及び安全性の確保等に関する法律（略称：医薬品医療機器等法，旧 薬事法）第2条第1項では，「医薬品」は次に掲げる物として定義されている。

① 日本薬局方に収められている物
② 人又は動物の疾病の診断，治療又は予防に使用されることが目的とされている物であって，機械器具等でないもの（医薬部外品及び再生医療等製品を除く）
③ 人又は動物の身体の構造又は機能に影響を及ぼすことが目的とされている物であって，機械器具等でないもの（医薬部外品，化粧品及び再生医療等製品を除く）

### 1 医薬品の種類と名称

　一般的に医薬品は，医師の処方箋をもとに調剤される医療用の医薬品（新医薬品や，新薬と同じ有効成分を含み，先発品の特許期間が満了した後に発売され価格（薬価）を安く設定できるジェネリック医薬品など）と，医師の処方箋がなくても薬局やドラッグストアなどで購入できる市販の一般用医薬品に分けることができる。

表 1-1　投与（適応）に用いられる主な製剤

| 投与（適応） | 主　な　製　剤 |
|---|---|
| 経口 | 錠剤，カプセル剤，顆粒剤，散剤，液剤，シロップ剤，ゼリー剤 |
| 注射 | 皮下・筋肉・静脈内などに投与する注射剤，輸液剤 |
| 目・耳・鼻 | 点眼剤，点耳剤，点鼻剤 |
| 皮膚 | 軟膏剤，クリーム剤，テープ剤，パップ剤，ローション剤，スプレー剤 |
| 気管支・肺 | 吸入粉末・吸入液，吸入エアゾール剤 |
| 口腔内 | トローチ剤，舌下錠，ガム剤，クリーム剤，軟膏剤 |
| 直腸・膣 | 坐剤，膣錠，膣用坐剤 |
| 透析 | 血液透析用剤，腹膜透析用剤 |

　医薬品の一般名は，販売（商品）名とは異なり，有効成分の名称（例えば，アスピリン）である。なお，アスピリンが含まれた医薬品の販売（商品）名には，「バイアスピリン」「バファリンA」「サリチゾン」などがある。

## 2　医薬品の構造

　通常，薬は内因性の物質とは異なる構造を持ち，体内で代謝されずに，投与されたそのままの形（未変化体）で治療効果を発揮する（薬の中には代謝されて活性化されるものもある）。体内に吸収された薬は，全身の血液循環系を介して作用部位（脳，肝臓，腎臓など）に分布する。しかし，吸収された大部分の薬は作用部位以外の組織や臓器にも分布するため，それら作用部位以外の薬は，体にとっては異物以外の何ものでもない。

　一方，ビタミン剤やホルモン剤などのように，内因性の物質と同じ構造，あるいは類似構造を持つ医薬品もある。

## 3　医薬品の剤形，飲み方

　医薬品の剤形には，経口で投与される製剤（錠剤，カプセル剤，顆粒剤，シロップ剤，ゼリー剤など）のほかに，注射剤，軟膏剤，点眼剤，点鼻剤，吸入剤，坐剤，スプレー剤など多くの種類がある（表 1-1）。製剤の中では経口投与剤の適応が最も多く，服用も簡便なため繁用されている。

　経口剤を服用する時間（タイミング）はさまざまである。例えば，1日3回毎食後，1日2回朝・晩や，1日1回朝あるいは就寝前，その他，食事の前，食直後，食事と食事の間（食間）など，薬の効果が最大限に発揮され，かつ，副作用を最小限に抑える設定となっている（表 1-2）。

表1-2　経口剤の服用時間（タイミング）

| 服用時間 | その時間に服用する目的や薬の例 |
|---|---|
| 食前（食事の30分前位） | 胃の働きの促進や食欲増進のため，胃粘膜保護薬，漢方製剤 |
| 食直前 | 食後の過血糖の改善薬，速効型血糖降下薬 |
| 食後（食後30分以内位） | 多くの経口剤（指示どおりに服用するために食事のタイミングを利用，胃腸障害の軽減など） |
| 食間（食事の2時間後位） | 胃粘膜保護薬，鎮咳薬，利尿薬，制酸薬，漢方製剤 |
| 就寝前（就寝の30分前位） | 睡眠薬，抗不安薬，夜尿症治療薬 |
| 頓服（必要なとき） | 鎮痛薬，解熱薬（5〜6時間，間をあけて服用），下剤，狭心症治療薬 |

## 4　薬物間および食品との相互作用

　超高齢社会を迎え，また，生活習慣病の増加などにより，何種類もの薬を併用している人も多い。併用薬の数が多くなるほど，薬物間で相互作用が発現する確率が上がる。それに伴い多くの薬物間相互作用の報告があり，相互作用が生じるメカニズムや相互作用の回避方法についても検討されている。

　薬物間での相互作用は，発現する機序により，主に次の3つに分類される。

① 投与前の混合調製時に薬物の分解や変色などが生じる「物理化学的相互作用」
② 投与後に薬物の血中濃度（すなわち作用部位での濃度）が変動してしまい，効果が減弱したり，有害作用が増強したりする，体内での薬物動態の変化に起因する「薬物動態学的相互作用」
③ 薬物動態の変化はみられないが，互いの薬理作用が重なるか打ち消し合うことにより，効果が減弱したり，有害作用が増強したりする，薬理作用に起因する「薬力学的相互作用」

　一方，薬と食品の食べ合わせや飲み合わせに関しては，発現する機序が複雑であり，また，その検証も困難なため，典型的な食物と薬物間の相互作用の例を除き情報が少ないのが現状である（第2章参照）。

### コラム　薬を飲み忘れてしまったら？

　指示された服用時間から時間がたっていなければ，気づいたときに飲む。次の服用時間に近いときは，飲み忘れの分は抜く。ただし，薬によっては効果が服用時間と密接に関係することがあり，医師や薬剤師に相談する必要がある。

　服用間隔の目安は，1日3回服用は，間隔を最低でも4時間はあける。1日2回は，6〜8時間はあける。また，自己判断で服用を中止すると，反動から症状が悪化することがあるので注意する。

# II 薬の標的分子

## 1 薬物の作用点

　薬物を摂取したとしても，薬物の分子が体内でただよっているだけでは薬物は何の作用も示さない。私たちの細胞や組織・臓器を構成している生体分子に結合して初めて，薬物は薬効を発揮することができる。

　一般に，薬物が生体側に働きかけることを作用といい，その結果，生体側に起こる機能の変化を反応と呼ぶ。薬物が結合して薬効を発揮させる部位を一般に，薬物の作用点という。

　生体内に存在する薬物の作用点にはさまざまなものがあるが，大きくグループ分けすると，①受容体（レセプター），②酵素，③イオンチャネル，④トランスポーター，⑤その他，となる。これらのほとんどは，遺伝子の情報に基づいて私たちの体の中でつくられるタンパク質であり，以下にそれらについて概説する。

## 2 受容体（レセプター）

### 2.1. 受容体の定義

　ホルモンや神経伝達物質などで代表される生理活性物質は，体の機能を調節する物質として，目的とする細胞，すなわち標的細胞に作用し，その効果を発揮する（図1-1）。ホルモンの場合は，必要に応じて各種のホルモン分泌細胞から血管内に内分泌され，血流の働きで分泌箇所から離れた部位に存在する標的細胞に作用する。一

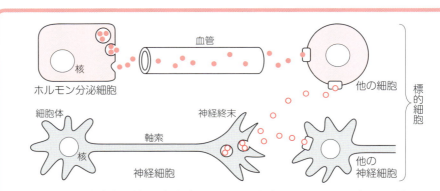

ホルモン分泌細胞（上）や神経細胞（下）から，開口分泌（エクソサイトーシス）により放出されたホルモンや神経伝達物質は，拡散により標的細胞に存在する受容体に働いて効果を発揮する。

**図1-1　ホルモンおよび神経伝達物質の作用のしかた**

## Ⅱ 薬の標的分子

表1-3 一次情報伝達物質であるホルモンと神経伝達物質の比較

|  | 分泌細胞 | 到達範囲 | 例 |
|---|---|---|---|
| ホルモン | ホルモン分泌細胞 | 血流で運ばれるため、全身に及ぶ | アドレナリン<br>グルカゴン<br>インスリン　など |
| 神経伝達物質 | 神経細胞 | 分泌が行われる神経終末の近傍だけに働く | ノルアドレナリン<br>アセチルコリン　など |

注) 一次情報伝達物質には、ホルモン、神経伝達物質以外にもサイトカイン、オータコイドなど多様なものが存在する。

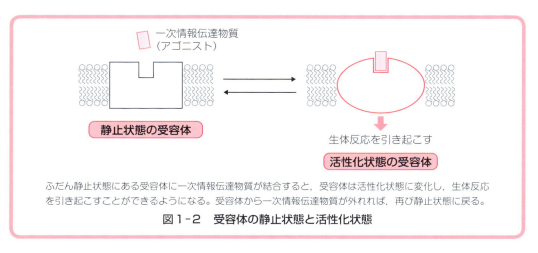

ふだん静止状態にある受容体に一次情報伝達物質が結合すると、受容体は活性化状態に変化し、生体反応を引き起こすことができるようになる。受容体から一次情報伝達物質が外れれば、再び静止状態に戻る。

**図1-2　受容体の静止状態と活性化状態**

一方、神経伝達物質の場合は、神経細胞（ニューロン）から分泌され、その近傍に存在する標的細胞に作用する。

表1-3に示すように、ホルモンと神経伝達物質では異なる部分もあるが、いずれも「分泌細胞からの命令を標的細胞に伝える物質」であるという点は同じである。このような細胞間の情報連絡を行う物質を一般に、一次情報伝達物質といい、その作用点を受容体という。神経伝達物質であるアセチルコリンを例にとれば、アセチルコリンだけが結合するアセチルコリン受容体が存在している。同様に、ホルモンであるインスリンを考えても、インスリンだけが結合するインスリン受容体が存在している。このように、1種類の一次情報伝達物質に対して必ず1種類以上の受容体が存在しているため、私たちの体の中には極めて多種類の受容体が存在することになる。

## 2.2　受容体の活性化と細胞内シグナル伝達

すべての受容体は「オン・オフ」という少なくとも2つの状態をとり得ることを特徴としている（図1-2）。受容体はふだんはオフの状態（一般には静止状態と呼ばれる）にあり、何の働きもしない。しかし、カギに相当する一次情報伝達物質が受容体に結合すると、受容体はちょうどスイッチが入ったようになり、オンの状態（一般に活性化状態と呼ばれる）となって働き出す。その後、受容体が活性化状態になったという信号（シグナル）は次々に細胞内に伝えられ、最終的に一次情報伝達物質の生理的効

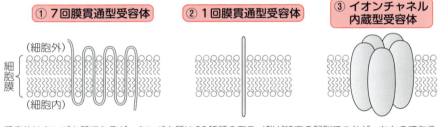

図1-3　細胞膜に存在する3種類の受容体の構造パターン

果が引き起こされる。このように，受容体がオンの状態になることにより細胞内で引き起こされる反応の流れを，細胞内シグナル伝達と呼ぶ。

また，受容体に結合してこれを活性化状態にする薬物を一般に，アゴニストと総称する。神経伝達物質やホルモンなどの一次情報伝達物質はすべてアゴニストである。一方で，受容体に働きアゴニストによる受容体の活性化を妨げる薬物も存在し，これらはアンタゴニストと総称される。

## 2.3　受容体の構造と細胞内シグナル伝達

ホルモンや神経伝達物質などの一次情報伝達物質は性質的に親水性であるか，あるいはサイズ的に大きいため，通常，細胞膜を通過して細胞内に入り込むことはできない。一方，多くの受容体分子は，細胞膜を貫通する形で存在しており，一次情報伝達物質は，受容体の細胞外に存在する結合部位と結合する。一次情報伝達物質が受容体と結合することにより，受容体分子の立体構造は変化して，活性化状態へ移行する。受容体の構造と受容体の活性化に引き続いて起こる細胞内シグナル伝達のパターンは密接に関連しており，大別すると，次の3種類が存在する（図1-3）。なお，①（7回膜貫通型受容体）のⓐⓑ，②（1回膜貫通型受容体）のⓐについては具体例を示す。

① 7回膜貫通型受容体

タンパク質のペプチド鎖が細胞膜の内外を7回出入りする（貫通する）構造を持つ受容体の総称である。これらの受容体は活性化されると，GTP（グアノシン三リン酸）結合タンパク質（Gタンパク質）と接触することにより，Gタンパク質を活性化状態にするような細胞内シグナル伝達を行う。したがって，Gタンパク質共役型受容体と呼ばれることがある。

このタイプの受容体群は，以下の2つがよく知られている（後述参照）。

ⓐ　サイクリックAMP（cAMP）の産生に影響を与えるもの。

ⓑ　イノシトール三リン酸（IP$_3$）とジアシルグリセロール（DAG）の産生に影響を与えるもの。なお，IP$_3$とDAGは，ホスファチジルイノシトール（PI）の誘導体から産生されるため，この産生反応をPI反応と呼ぶことがある。

② 　1回膜貫通型受容体

　タンパク質のペプチド鎖が細胞膜を1回だけ貫通する構造を持つ受容体の総称である。これらの受容体は，細胞外に存在する結合部位にアゴニストが結合すると，細胞内に存在する酵素としての働きを持つ領域（触媒ドメインともいう）を活性化状態にするような細胞内シグナル伝達を行うことが多い。したがって，酵素共役型受容体と呼ばれることもある。

　このタイプの受容体群は，ⓐチロシンキナーゼの働きを持つもの，ⓑグアニル酸シクラーゼの働きを持つもの，などがよく知られている。なお，チロシンキナーゼについては後述する。

③ 　イオンチャネル内蔵型受容体

　5つ前後のタンパク質がリング状に集合し，アゴニストが結合部位に結合すると，受容体タンパク質の立体構造が変化し，リング中央にイオンが通過できるような穴が形成される。受容体に関する研究が最も初期から行われてきた歴史を持つグループであるが，臨床栄養学の分野にあまり関連性を認めないため，これ以上言及しない。

### 2.3.1　例1：cAMP産生の促進を介した細胞内シグナル伝達〈①のⓐ〉

　交感神経伝達物質の受容体は，アドレナリンα受容体（α受容体）やアドレナリンβ受容体（β受容体）に大別できる（p.39の表1-12参照）。ここではβ受容体を例に挙げて，cAMP産生の促進を介した細胞内シグナル伝達について説明する。

　β受容体は，心筋，気管支，脂肪細胞などの細胞膜に埋め込まれた形で存在しており，交感神経活動の結果分泌される，アドレナリンやノルアドレナリンの受容体である。アドレナリンやノルアドレナリンがβ受容体に結合すると，以下のような変化が起こる（図1-4）。

①　β受容体はその立体構造が変化し，静止状態から活性化状態になる。

②　活性化されたβ受容体は，やがて促進性GTP結合タンパク質（Gsタンパク質）という特殊なタンパク質と接触し，Gsタンパク質の状態を静止状態から活性化状態に変化させる。

③　活性化されたGsタンパク質は，次いで細胞膜に埋め込まれた静止状態のアデニル酸シクラーゼ（AC）に作用し，活性化状態に変化させる。

　　ACは，酵素でありながら受容体のように「オン・オフ」の2つの状態を取り得るもので，そのような性質を持たない消化酵素などとは異なっている。ACは，活性化状態のときのみ働き，アデノシン三リン酸（ATP）に作用してcAMPを産生する。

　　cAMPのように，一次情報伝達物質が受容体に作用した結果，細胞内シグナル伝達に関わるために細胞内で産生される物質を，セカンドメッセンジャー（二次

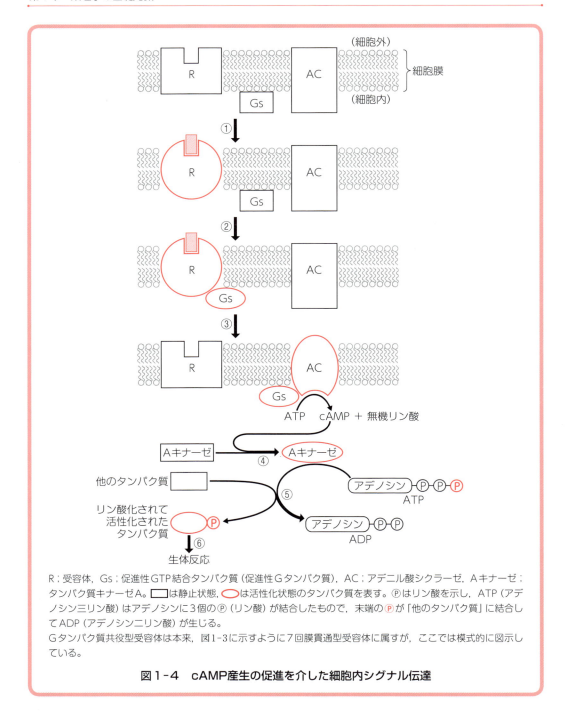

図1-4 cAMP産生の促進を介した細胞内シグナル伝達

情報伝達物質）という。
④ cAMPは，静止状態にあるタンパク質キナーゼA（Aキナーゼ）という酵素に結合してこれを活性化状態にさせる。
⑤ 活性化状態となったAキナーゼは，ATPが持つ3個のリン酸のうち一番末端の

表1-4 β受容体を介したアドレナリンやノルアドレナリンが及ぼすさまざまなタンパク質のリン酸化とタンパク質の機能変化，全身に認められる薬効

|  | Aキナーゼによりリン酸化を受ける酵素 | リン酸化されたタンパク質の機能変化 | 全身で認められる薬物効果 |
|---|---|---|---|
| 肝臓 | ホスホリラーゼキナーゼ | 活性化<br>→その結果，グリコーゲン分解の促進 | 血糖値の上昇 |
| 心筋 | Caチャネル　など | 活性化<br>→その結果，細胞内へのCa流入促進 | 心機能亢進 |
| 脂肪組織 | ホルモン感受性リパーゼ | 活性化<br>→その結果，脂肪細胞に貯蔵されたトリグリセライドの分解 | やせ |

リン酸を外し，この外れたリン酸をさまざまなタンパク質に結合させる働きを持つ。タンパク質にリン酸を結合させることを，タンパク質のリン酸化という。

⑥　リン酸が結合すると，一般に，タンパク質の立体構造は変化し，それに伴ってそのタンパク質の働きも大きく変化することがある。その結果，細胞・組織の機能に著明な変化が起こり，これがアドレナリンやノルアドレナリンのβ受容体を介した薬効として観察されることになる。

アドレナリンやノルアドレナリンがいくつかの細胞・組織などにβ受容体を介して作用した結果，どのタンパク質がリン酸化を受け，最終的にどのような薬効が認められるかを表1-4にまとめた。

### 2.3.2　例2：IP₃およびDAG産生の促進を介した細胞内シグナル伝達 〈①のⓑ〉

$α_1$受容体は，血管平滑筋細胞などの細胞膜に埋め込まれた形で存在しており，アドレナリンやノルアドレナリンの作用点の一つである（$α_1$受容体については，表1-12参照）。アドレナリンやノルアドレナリンが$α_1$受容体に結合すると，以下のような変化が起こる（図1-5）。

①　$α_1$受容体はその立体構造が変化し，静止状態から活性化状態になる。

②　活性化された$α_1$受容体は，やがてGTP結合タンパク質q（Gqタンパク質）という特殊なタンパク質と接触し，Gqタンパク質の状態を静止状態から活性化状態に変化させる。

③　活性化されたGqタンパク質は次いで静止状態のホスホリパーゼC（PLC）に作用し，これを活性化状態に変化させる。

④　活性化されたPLCは，細胞膜を構成するリン脂質の一つであるホスファチジルイノシトール 4,5-二リン酸（$PIP_2$）を分解して，$IP_3$とDAGという2種類のセカンドメッセンジャーを産生する。

⑤　$IP_3$は，細胞内カルシウム（Ca）貯蔵庫として機能する小胞体に作用し，貯えられていたCaを細胞質ゾル中に放出する。

⑥　細胞質ゾルに放出されたCaは，カルモジュリンなどのようなCaを結合する力

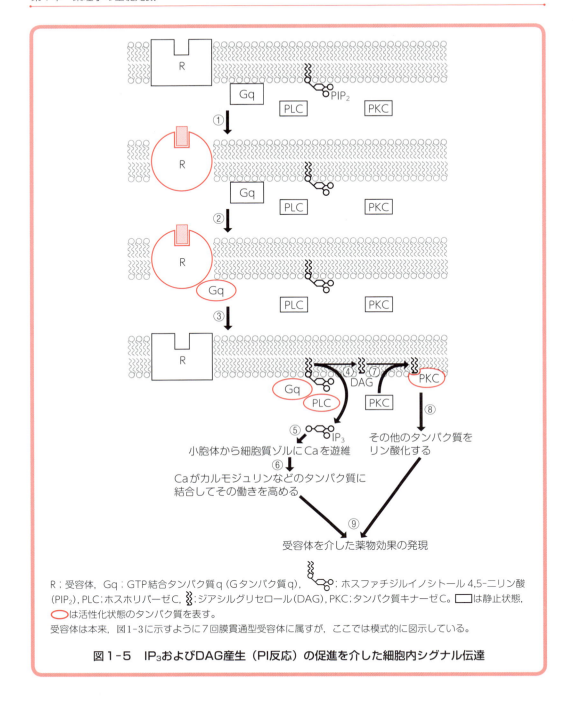

図1-5 IP₃およびDAG産生（PI反応）の促進を介した細胞内シグナル伝達

R：受容体，Gq：GTP結合タンパク質q（Gタンパク質q），🧬：ホスファチジルイノシトール 4,5-二リン酸（PIP₂），PLC：ホスホリパーゼC，🧬：ジアシルグリセロール（DAG），PKC：タンパク質キナーゼC。□は静止状態，◯は活性化状態のタンパク質を表す。
受容体は本来，図1-3に示すように7回膜貫通型受容体に属すが，ここでは模式的に図示している。

を持った機能性タンパク質に結合してその働きを高める。

⑦　一方，DAGは，静止状態にあるタンパク質キナーゼC（Cキナーゼ：PKC）という酵素に結合して，これを活性化状態にさせる。

⑧　活性化状態となったCキナーゼは，ATPが持つ3個のリン酸のうち一番末端のリン酸を外し，さまざまなタンパク質のリン酸化を促す。

⑨　前述した⑤あるいは⑦などの結果，細胞・組織の機能に著明な変化が起こり，これがアドレナリンやノルアドレナリンの$\alpha_1$受容体を介した薬効として観察されることになる。

### 2.3.3　例3：インスリン受容体を介した細胞内シグナル伝達〈②の@〉

インスリン受容体は，筋細胞，肝細胞，脂肪細胞等の細胞膜に埋め込まれた形で存在し，血糖上昇および副交感神経活動等の結果，膵ランゲルハンス島B細胞（β細胞）から分泌されるインスリンというホルモンの作用点である。先に述べたように，酵素共役型受容体に属するインスリン受容体には，細胞外にインスリンを結合するドメイン，細胞内にチロシンキナーゼという酵素の働きを持つ触媒ドメインを有する。インスリンがインスリン受容体に結合すると，以下のような変化が起こる（図1-6）。

①　インスリン受容体はその立体構造が変化し，静止状態から活性化状態になる。

②　インスリン受容体の触媒ドメインが活性化状態となり，さまざまなタンパク質をチロシンリン酸化する。

③　その結果，細胞・組織の機能に著明な変化が起こり，これが血糖降下作用などのインスリン作用として観察されることになる。

## 2.4　核内受容体（細胞内受容体）

脂溶性の一次情報伝達物質は細胞膜を通過できるため，受容体は細胞質ゾル中に存在している。アゴニストが受容体に結合すると受容体は活性化状態となり，核内に移動して特定の遺伝子の転写因子として働く（図1-7）。遺伝子に直接作用して細胞・

---

**コラム　タンパク質のリン酸化**

　タンパク質キナーゼと呼ばれる酵素群は，さまざまなタンパク質の水酸基（-OH基）にリン酸（正リン酸，無機リン酸と呼ばれることもある）を結合させる働きを持つ。タンパク質はアミノ酸がつながったものであるため，タンパク質の水酸基といっても，その水酸基はアミノ酸に由来する。20種類のアミノ酸のうち水酸基を持つアミノ酸は，セリン，スレオニン，チロシンの3つのみである。セリンとスレオニンが持つ水酸基は，アルコール性水酸基と呼ばれる性格を持つ。一方，チロシンが持つ水酸基は芳香環（ベンゼン環）に結合した水酸基でフェノール性水酸基と呼ばれる。

　AキナーゼやCキナーゼなどは，アルコール性水酸基にリン酸を結合させるキナーゼ群であるため，「セリン/スレオニンキナーゼ」と総称することがある。一方，インスリン受容体など1回膜貫通型受容体などが持つタンパク質キナーゼは，チロシンの水酸基にリン酸を結合させるものであるため，「チロシンキナーゼ」と呼び，「セリン/スレオニンキナーゼ」と区別するのが一般的である。なお，チロシンキナーゼによるタンパク質のリン酸化は，特にチロシンリン酸化ともいう。

第1章　薬理学の基礎知識

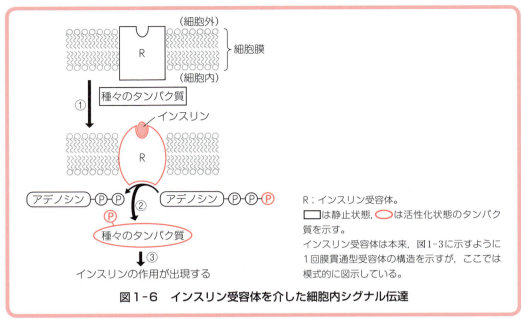

図1-6　インスリン受容体を介した細胞内シグナル伝達

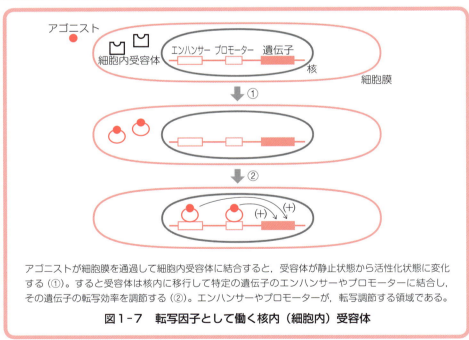

アゴニストが細胞膜を通過して細胞内受容体に結合すると，受容体が静止状態から活性化状態に変化する（①）。すると受容体は核内に移行して特定の遺伝子のエンハンサーやプロモーターに結合し，その遺伝子の転写効率を調節する（②）。エンハンサーやプロモーターが，転写調節する領域である。

図1-7　転写因子として働く核内（細胞内）受容体

組織の増殖分化に影響するため，核内受容体に働く薬物が生体に与える影響は，極めて強い。核内受容体に作用する薬物を以下に説明する。

### 2.4.1　レチノイン酸（ビタミンA酸）

　ビタミンAは代表的な脂溶性ビタミンの一種であり，レチノール，レチナール，レチノイン酸，およびそれらの誘導体の総称である。これらのうち生体に直接作用する

Ⅱ 薬の標的分子

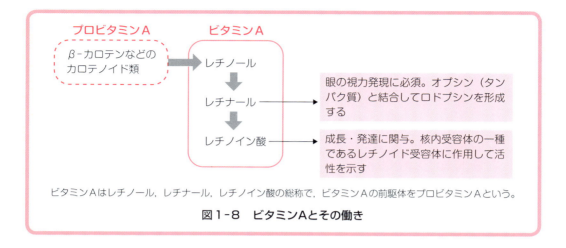

図1-8 ビタミンAとその働き

のは，レチナールとレチノイン酸である。

　レチノールは，レチナールやレチノイン酸の前駆物質としての役割を持つ。いずれも脂溶性ビタミンであることから水にはほとんど溶解しないため，血液中では血液中のレチノール結合タンパク質（RBP）に結合して存在している。

　レチノイン酸は，核内受容体の一種であるレチノイド受容体のアゴニストであり，多くの細胞で増殖・分化に影響する。欠乏症は成長不良や骨の発育不良などに関係するとされ，過剰症としては下痢，頭痛，催奇性，皮膚障害などがある。イシナギ，マグロなどの大型外洋魚の肝臓はビタミンAを豊富に含むため，摂取によりビタミンA過剰症を起こすことが知られている。医薬品としてはニキビの治療（外用剤）や，ある種の白血病（白血球のがん）の治療に用いられるが，使用量が多いため過剰毒性として，さらに多臓器不全が知られている。

　レチナールは光を感知する色素であり，視覚に必須な物質として働くため，その欠乏症は夜盲症としてあらわれる。なお，夜盲症とは暗い場所で視力が著しく低下する症状のことである。

　レチノイン酸とレチナールの作用はまったく独立したものであるので，互いの関連性は存在しない（図1-8）。

### 2.4.2 活性型ビタミンD

　ビタミンDも脂溶性ビタミンの一種であり，ビタミン$D_2$（エルゴカルシフェロール）とビタミン$D_3$（コレカルシフェロール）の総称である。多くのビタミン類は補酵素として働くものが多いが，ビタミンDはホルモンの前駆体（プロホルモン）とされ，直接の生物活性は持っていない。ビタミンDは肝臓で25-ヒドロキシビタミンDに代謝され，さらに，腎臓で代謝されてホルモンとしての働きを持つ$1\alpha,25$-ジヒドロキシビタミンD（活性型ビタミンDともいう）となる。その作用点をビタミンD受容体と呼び，核内受容体としての性格を持っている。

　ビタミン$D_2$は干しシイタケ，干しキクラゲなどに，ビタミン$D_3$は魚類，卵黄など

の動物性食品に含まれるが，ヒト体内でも紫外線を浴びることにより皮下で産生される。体内での産生量だけでは不足するためビタミンに分類されているが，通常の食事摂取量だけでも不足となるので，生活習慣上，ある程度日光を浴び体内産生を促すことが必要である。

一般にホルモンとしての性格を持つとされる活性型ビタミンDであるが，他のホルモンと異なり，特定の分泌細胞や分泌制御機序などが存在するわけではなく，レチノイン酸の場合と似ている。その作用は，腸管におけるCa吸収，骨吸収，腎におけるCa再吸収の促進であり，これらの結果，血中Ca濃度は上昇する。欠乏症は，成人においては骨軟化症，小児ではくる病である。

### 2.4.3 甲状腺ホルモン

甲状腺ホルモンは甲状腺の濾胞細胞において産生されるホルモンであり，チロシンとヨウ素を原料として産生される。チロシンに由来する芳香環（ベンゼン環）を2個持つため脂溶性が高く，甲状腺ホルモンの受容体は核内受容体に属する。血中にはほとんど溶解しないため，チロキシン結合タンパク質（TBP）に結合した状態で血液中に存在する。原料としてヨウ素を必要とするため，核分裂を伴う汚染の結果，放射性ヨウ素（$^{131}$I，$^{125}$I）を体内に摂取した場合，放射性ヨウ素は甲状腺に集積しやすく，放射線障害として甲状腺がんを発育途上にある小児に起こしやすい。

甲状腺ホルモンのうち1分子中にヨウ素を4個持つものをチロキシン（サイロキシン），3個持つものをトリヨードチロニン（トリヨードサイロニン）といい，ヨウ素の数からそれぞれ$T_4$，$T_3$と略されることが多い。甲状腺から分泌される際は，ほとんど$T_4$の形であるが，標的細胞に届くころには，代謝を受けて$T_3$の形で作用していると考えられている。

甲状腺ホルモンの分泌は脳により支配されており，視床下部より分泌される甲状腺刺激ホルモン放出ホルモン（TRH）が脳下垂体前葉に働いて甲状腺刺激ホルモン（TSH）を放出させ，次いでTSHが甲状腺に働いて甲状腺ホルモンを分泌させる。甲状腺ホルモンは末梢の標的細胞に作用する一方で，甲状腺ホルモンが分泌されすぎないように視床下部，脳下垂体前葉にも働き，TRHおよびTSHの放出を阻害する。これを甲状腺ホルモンによる負のフィードバック調節（ネガティブフィードバック調節）という（図1-9）。

なお，TSH受容体は甲状腺濾胞細胞の細胞膜に存在する7回膜貫通型受容体であるが，この受容体に特異的な抗体が結合して，アゴニスト様作用を示す場合がある。この場合の抗体は異物に対する抗体ではなく，受容体抗体であるため，バセドウ病（グレーブス病）として知られる自己免疫疾患を引き起こす。V型アレルギーとしても知られる病態である。TSH受容体が受容体抗体により強く持続して刺激されるため，甲状腺ホルモンの分泌が過剰になり，眼球突出，甲状腺腫脹，神経過敏などの症状を示す。この場合，甲状腺ホルモンの分泌量は多大となるため，負のフィードバック調節によりTRH，TSHの分泌は強く抑制されるが，それにもかかわらず，甲状腺ホル

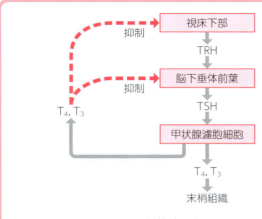

**図1-9　甲状腺ホルモンによるネガティブフィードバック調節**

甲状腺濾胞細胞より分泌された甲状腺ホルモン（$T_4$, $T_3$）は末梢組織に働くとともに，甲状腺ホルモンの分泌が進みすぎないように視床下部，脳下垂体に働き，TRH，TSHの分泌を抑制する。

**表1-5　副腎皮質ホルモンの分類**

| 総　　　称 | 個々のホルモンの名称 |
|---|---|
| 鉱質コルチコイド | アルドステロン　など |
| 糖質コルチコイド | コルチゾール，コルチゾン　など |
| 副腎性アンドロゲン | デヒドロエピアンドロステロン　など |

モンは強く分泌され続けるという特徴がある。

### 2.4.4　各種ステロイドホルモン

　副腎は，交感神経系による調節を受けているホルモン分泌器官であり，両側の腎臓の上部に位置する小型の器官である。副腎の中心部分の領域は副腎髄質と呼ばれ，モノアミン系ホルモンの一つであるアドレナリンなどを分泌し，その受容体は，7回膜貫通型である。

　一方，副腎表面部分の領域は副腎皮質と呼ばれ，コレステロールから合成されたホルモン（ステロイドホルモン）を分泌し，その受容体は，核内受容体に分類されるタイプのものである。副腎皮質はさらに3層に区分され，一番外側より順に球状層，束状層，網状層といい，それぞれ鉱質コルチコイド，糖質コルチコイド，副腎性アンドロゲンを分泌する。これらの名称は表1-5に示すように総称であり，個々のホルモンの名称とは区別しておかなければならない。また，医薬品として使用される場合は，「ステロイド剤」という言葉は一般的に抗炎症作用を持つ糖質コルチコイドを指すので注意する必要がある。

#### 2.4.4a　鉱質コルチコイド

　アルドステロン受容体は遠位尿細管上皮細胞に存在し，細胞膜に存在する$Na^+$（ナトリウムイオン），$K^+$（カリウムイオン）交換および$Na^+$，$H^+$（水素イオン）交換を促進する。両交換系では$Na^+$は尿中から上皮細胞内へ移動し，これとリンクして$K^+$と$H^+$が上皮細胞内から尿中へと，$Na^+$の場合と逆方向へ移動する。このとき，水は浸透圧に従って，$Na^+$と同じ方向へ移動するのが一般的である。そのため，高Na血症，血

圧上昇，尿量の減少，低 K 血症，代謝性アルカローシスが起こる。

アルドステロン受容体のアンタゴニストであるスピロノラクトンが，降圧薬として使用されることがある。

### 2.4.4b　糖質コルチコイド

グルココルチコイドともいう。受容体を介して以下のような多彩な作用を示すが，いずれも重要な作用であり，よく理解することが必要である。医薬品として使用する際は，主として④の作用を期待して使われるため，ステロイド系抗炎症薬（SAID）と呼ばれる。SAIDのかわりにステロイド剤という略語もよく使用されるが，混乱しないようにする（上述）。

① 肝臓における糖新生の促進。肝臓からグルコース放出を起こすため，血糖値が上がり，体を活動的にさせる（糖質コルチコイドの名称の理由）。

② アミノ酸の酸化的脱アミノ化を介してタンパク質の分解を起こし，糖新生の材料を供給する。

③ 四肢の脂肪分解を促進する一方，顔や体幹の脂肪を沈着させるため，過剰分泌の際は満月様顔貌（ムーンフェイス）や中心性肥満など，特徴的な外見を呈する。

④ 強力な抗炎症作用を示すため，慢性関節リウマチ，全身性エリテマトーデス，潰瘍性大腸炎などをはじめとしたさまざまな炎症性疾患の治療に利用される。ただし，炎症は免疫の異常により生じるものであるため，炎症を抑えるということは当然免疫抑制があるわけで，感染症をはじめとする副作用も多い。

⑤ 中枢作用の結果，食欲亢進を起こし，③の中心性肥満などをきたしやすい。その他の作用として，多幸感，不眠症など。

⑥ 小腸におけるCa吸収の抑制，尿細管でのCa再吸収の抑制に加えて，エストロゲン分泌の抑制が認められる。エストロゲン分泌の低下は骨吸収を促進し，骨粗鬆症を引き起こす。

⑦ 糖質コルチコイドは弱いながらも鉱質コルチコイドの作用を持つので，水と電解質に対する作用が若干あらわれる。なお，同様なことは鉱質コルチコイドにもいえ，鉱質コルチコイドも弱いながら糖質コルチコイドの作用を持つ。

### 2.4.4c　男性ホルモン

男性ホルモンはアンドロゲンの訳語であり，ともに総称である。男性ホルモンに属する個々のホルモンとしては，精巣のライディヒ細胞（間質細胞）でつくられるテストステロン，副腎皮質網状層でつくられるデヒドロエピアンドロステロンなどがある（表1-6）。後者は特に女性の男性様症状（恥毛・腋毛の発毛など）の発現に必要である。

抗アンドロゲン薬はアンドロゲン受容体アンタゴニストであり，過剰なアンドロゲン作用の抑制に加え，アンドロゲンにより促進を受ける前立腺がんの治療などに用いられる。

### 2.4.4d　女性ホルモン

女性ホルモンには卵胞ホルモン（エストロゲン）と黄体ホルモン（ゲスターゲン）の

表1-6 性腺ホルモンの分類

| 総称 | | 個々のホルモンの名称 |
| --- | --- | --- |
| 男性ホルモン（アンドロゲン） | | テストステロン<br>デヒドロエピアンドロステロン |
| 女性ホルモン | 卵胞ホルモン（エストロゲン） | エストラジオール<br>エストロン |
| | 黄体ホルモン（ゲスターゲン） | プロゲステロン |

2種類があるが、これらの名称はいずれも総称である（表1-6）。

エストロゲンは女性の二次性徴発現、性周期前半の維持・排卵、骨吸収の抑制などに、黄体ホルモンであるプロゲステロンは性周期後半の維持、妊娠の維持などに関与している。エストロゲン受容体アンタゴニストは排卵誘発薬、プロゲステロン製剤は経口避妊薬、子宮内膜症治療薬として使用されている。

なお、内分泌かく乱物質として知られる食品汚染物質は、主としてエストロゲン受容体を直接的あるいは間接的に活性化して、女性化をもたらすのではないかと問題視されている。現在知られている内分泌かく乱物質としては、ダイオキシン類、DDTなどの各種農薬、トリブチルスズ、トリフェニルスズなどの有機スズ化合物、ビスフェノールAなどのプラスチック原料、フタル酸エステル類などのプラスチック可塑剤などが報告されている。

一方で、大豆に含まれるゲニステインなどのイソフラボン類も同様な作用があり、植物エストロゲンとして積極的に利用する向きもあるが、注意が必要かもしれない。

### 2.4.5 PPARアゴニスト

PPARは「ペルオキシソーム増殖剤応答性受容体」の略語で、医薬品の標的となっているものにはPPAR$\alpha$とPPAR$\gamma$の2種類の受容体がある。前者は脂質異常症治療薬（フィブラート系薬）として、後者は糖尿病治療薬（チアゾリジン薬）として応用されている。

## 3 酵素

私たちの体の中では数多くの化学反応が起こっており、その結果、私たちの生命活動は精妙に営まれている。しかし、これらの化学反応を試験管内で再現しようとすると、通常、高温で酸性あるいはアルカリ性という非常に過酷な条件にしないと不可能な場合が多い。これらの化学反応が私たちの体内のような37℃でほぼ中性という極めて温和な条件下で起こる理由は、私たちの体の中には酵素というタンパク質群が存在し、これが温和な条件下でも化学反応を起こすことを可能にしているからである。

酵素の中には当然生体機能の調節を行い、その機能異常が疾患に結びつくようなものが存在する。したがって、酵素の働きに影響を与えるような化合物は医薬品として用いられているものも多い。

**表1-7　酵素を標的とする主な医薬品の例**

|  | 対象となる酵素 | 薬物の作用 | 代表的な薬物名 |
|---|---|---|---|
| ワルファリン* | ビタミンKエポキシド還元酵素（VKOR） | トロンビン，第Ⅶ因子，第Ⅸ因子，第Ⅹ因子などのγ-カルボキシ化を阻害し，抗血栓作用を示す。 | ワルファリン |
| モノアミン酸化酵素阻害薬 | モノアミン酸化酵素（MAO） | かつては抗うつ薬として使用されたが処方が難しく，現在はパーキンソン病治療薬としてのみ使用される。 | セレギリン |
| コリンエステラーゼ阻害薬 | コリンエステラーゼ（ChE） | アセチルコリンの分解酵素であるChEを阻害して，アセチルコリンの作用を高める。 | 中枢ではドネペジル（アルツハイマー型認知症治療薬），末梢ではネオスチグミン（眼の調節機能改善，重症筋無力症治療薬） |
| GABAトランスアミナーゼ阻害薬 | γ-アミノ酪酸トランスアミナーゼ | GABA代謝酵素を阻害して，抑制性伝達物質であるGABAの有効量を増し，抗てんかん作用などを示す。 | バルプロ酸 |

＊　ワルファリンは一般名で，ワルファリンカリウムの形で供される。なお，ワーファリンは商品名である。
注）非ステロイド系抗炎症薬については第3章，α-グルコシダーゼ阻害薬，スタチン系薬物，アンジオテンシン変換酵素阻害薬については第4章参照。

　酵素を作用点とする主な医薬品のいくつかを表1-7に掲げた。

## 4　イオンチャネル，トランスポーター

　細胞膜のような生体膜は脂質二重層であるため，疎水性物質（脂溶性物質）は膜を通過できるが，親水性物質は通過できない。しかし，親水性物質である各種電解質（イオン），ミネラル，糖，アミノ酸，ビタミンなど多くの栄養素を，生体は必要に応じて細胞内外に移動させる必要がある。細胞膜は親水性物質のための通り道（輸送担体タンパク質）を備えており，これらを総称して膜輸送体と呼ぶ（図1-17参照）。

　膜輸送体のうち，ミネラルなどのイオン（$Na^+$，$K^+$，$Cl^-$などであり，無機イオンと呼ばれる）を受動輸送するものをイオンチャネルといい，それ以外の膜輸送体を一般にトランスポーターという。また，トランスポーターの中でも，能動輸送を行うトランスポーターはポンプと呼ばれる場合もある。ポンプというのは「くみ上げ機」の意味であり，薄いほうから濃いほうへ物質を輸送させることを，低いところから高いところへ物をくみ上げるのにたとえて使われる言葉である。

　細胞膜を親水性物質が横切って移動する速度は，①イオンチャネルを介した輸送，②トランスポーターを介した輸送，③これらの膜輸送体を利用しない輸送を比較した場合，①が最も速く，次いで②であり，③は極めて遅い。

　医薬品の中には，これら膜輸送体の機能に影響を与えることにより治療効果を発揮する薬物も多く，それらの中で代表的なものを以下に説明する。

## 4.1 イオンチャネルに影響を与える薬物

イオンチャネルは概念的には，エントツやチクワにたとえることができるタンパク質であり，特定のイオンが穴の部分を通過するのである。イオンチャネルは比較的高い選択性を持ち，$Na^+$を選択的に通過させるものはNaチャネル，$Cl^-$（塩素イオン）を選択的に通過させるものはClチャネルなどと呼ばれている。

イオンチャネルに影響を与える代表的な薬物には，以下のようなものがある。

### 4.1.1 Caチャネル遮断薬（Ca拮抗薬）

主に$Ca^{2+}$（カルシウムイオン）を通過させるものをCaチャネルといい，いくつかのタイプがある。血管平滑筋や心筋などに存在するタイプのCaチャネルを阻害する薬物がCaチャネル遮断薬（CCB；Ca拮抗薬）で，広く医薬品として利用されている。

血管平滑筋に存在するCaチャネルは通常静止状態にあり閉じているが，血管収縮性アゴニストの刺激を受けると，それに伴って活性化状態となり，開口する（図1-10）。一方，心筋のCaチャネルは細胞に活動電位が発生すると開口し，$Ca^{2+}$を流入させる。このように，両組織におけるCaチャネルに対する受容体の関わりは，かなり異なっている。

Caチャネル遮断薬として有名なものは，ニフェジピン，フェロジピン，アムロジピンなど平滑筋選択性が高いものであり，これらは，①高血圧治療薬（降圧薬，抗高血圧薬），②狭心症治療薬，③脳血管循環改善薬などとして使用される。なお，ジルチアゼム，ベラパミルなどのように心臓選択性が高いものは，④不整脈治療薬として使用されることが多い。

### 4.1.2 Naチャネル遮断薬

Naチャネルにもいくつかのタイプが存在するが，神経，骨格筋，心筋など興奮性細胞の細胞膜に存在し，活動電位の発生に関わるNaチャネルが特に有名である。

興奮性細胞の細胞膜に存在するNaチャネルが，刺激によって静止状態から活性化状態に移行すると，閉じていたNaチャネルは開口状態となる。Naチャネルの開口時間は極めて短いが（千分の数秒程度），その短時間にチャネルの穴を通って$Na^+$が瞬間的に細胞外から細胞内へ流入してくる。通常，Naポンプの働きで，細胞外はNa濃度が高く，細胞内は低く維持されているために，Naチャネルが開口すると，$Na^+$は細胞外から細胞内に向かって流れ込んでくるのである。$Na^+$はプラスのイオンであるため，$Na^+$が細胞内に流入するということは，細胞内がプラスになるということであり，これが活動電位が生ずる理由である（図1-11）。

活動電位は神経細胞や筋肉細胞にそって発生していき，これが興奮の伝播として認識されるのであるが，異常な興奮が生ずると，脳神経の場合ではてんかん，心筋の場合では不整脈などとしてあらわれる。したがって，Naチャネル遮断薬は，フェニトインなどある種の抗けいれん薬（抗てんかん薬），およびキニジンなどある種の抗不整脈薬として利用されている。なお，体の一部に作用して痛覚発生を抑制するプロカイ

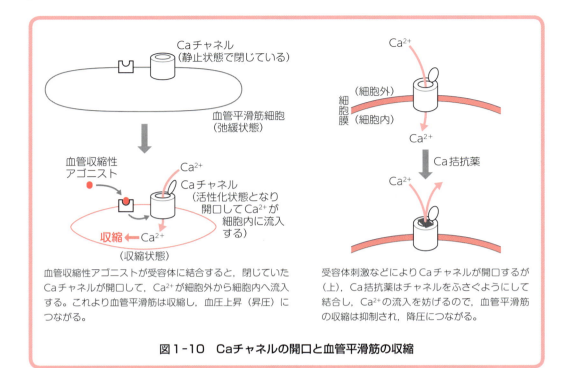

**図1-10　Caチャネルの開口と血管平滑筋の収縮**

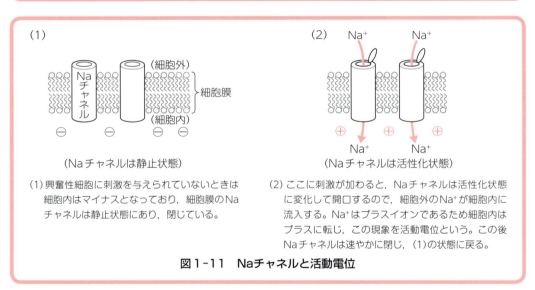

**図1-11　Naチャネルと活動電位**

ンなどの局所麻酔薬もNaチャネルを遮断する作用を有し，局所の痛覚神経を麻痺させる薬物として知られている。

## 4.2　トランスポーターに影響を与える薬物

トランスポーターに影響を与えて治療効果を発現させる代表的な医薬品としては，以下のようなものがある。

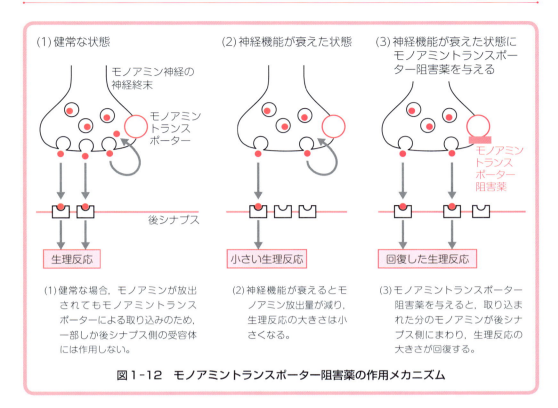

図1-12 モノアミントランスポーター阻害薬の作用メカニズム

## 4.2.1 モノアミントランスポーター阻害薬

　神経終末から分泌された神経伝達物質は周辺に拡散して，近傍の神経細胞や効果器細胞に存在する受容体に作用し，一次情報伝達物質としての役割を果たす。しかし，神経興奮が終了すれば，神経伝達物質は速やかに除去されなくてはならない。ドパミン，ノルアドレナリン，アドレナリンなどのカテコールアミン類やセロトニンは，化学的にはモノアミン類とも呼ばれ，神経終末から神経細胞外に遊離された後は，再び神経終末内に能動輸送され（p.25参照），再利用される。これは，一度遊離すればそのまま廃棄するというのではなく，使い終わったものはリサイクルするというエコなシステムであると考えることができる。

　ところで，神経機能が低下することにより神経伝達物質の遊離量が減少し，これが疾病につながっているという例はよくみられる。このような場合の薬物療法として，モノアミントランスポーター阻害薬が利用される場合がある。

　図1-12の（1）は，健常な状態の神経終末における神経伝達物質の遊離を示している。遊離された神経伝達物質は神経終末の細胞膜に存在するモノアミントランスポーターにより取り込まれている。なお，このトランスポーターは，$Na^+$の流れとリンクして運ばれる二次性の能動輸送を行うトランスポーターである。したがって，モノアミントランスポーターはアミンポンプと呼ばれることもある。

　（2）は，神経変性により神経機能が衰えた場合で，遊離量が減少し，後シナプス側

表1-8　各種モノアミントランスポーター阻害薬のまとめ

| 薬物名 | 薬理作用による名称 | 作用機序および特記事項 |
|---|---|---|
| イミプラミン | 抗うつ薬 | セロトニンやノルアドレナリンのトランスポーターを阻害し，さらに多くの受容体のアンタゴニストとしても働く。受容体を遮断する作用により，ねむけ・口渇・便秘などの副作用を生ずる。 |
| パロキセチン | 抗うつ薬 | セロトニントランスポーター阻害薬（SSRI） |
| ミルナシプラン | 抗うつ薬 | セロトニン・ノルアドレナリントランスポーター阻害薬（SNRI） |
| アトモキセチン | 注意欠陥・多動性障害（ADHD）治療薬 | ノルアドレナリントランスポーター阻害薬 |
| メタンフェタミン | 中枢興奮薬。一般に覚せい剤と呼ばれる。商品名はヒロポン | ドパミントランスポーター阻害薬。また，神経終末に働いて活動電位を発生させずにドパミンなどを遊離する作用もある。 |
| コカイン | 中枢興奮薬 | ドパミントランスポーター阻害薬 |

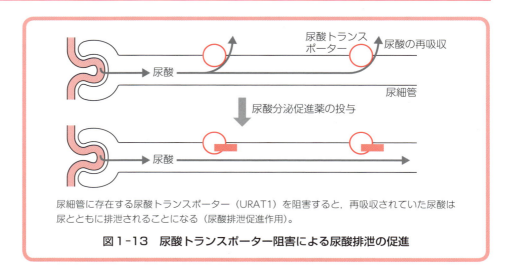

尿細管に存在する尿酸トランスポーター（URAT1）を阻害すると，再吸収されていた尿酸は尿とともに排泄されることになる（尿酸排泄促進作用）。

**図1-13　尿酸トランスポーター阻害による尿酸排泄の促進**

の受容体への作用が弱まっている。

（3）で示すように，ここでモノアミントランスポーター阻害薬を与えると，神経終末への取り込みが阻害され，取り込まれなかった神経伝達物質は後シナプス側に作用するために，健常な場合と同程度に受容体が刺激を受けている。なお，学問分野によっては取り込みを再取り込みと表現する場合があるが，同じ意味である。

このように，モノアミントランスポーター阻害薬は神経機能の低下が原因による症状を改善する効果が期待できる。モノアミン類を遊離する神経機能低下が原因と考えられる疾患と，治療に用いるモノアミントランスポーター阻害薬を表1-8に示す。

### 4.2.2　尿酸トランスポーター阻害薬

プロベネシド，ベンズブロマロンなどは，糸球体で排泄された尿酸を原尿から再吸収する尿酸トランスポーター（URAT1）を阻害する（図1-13）。結果的に尿中への分泌が促進される結果となるので，尿酸分泌促進薬と呼ばれる。なおプロベネシドは，

ペニシリン，インドメタシンなどを尿細管で分泌する有機アニオントランスポーター（OAT1，OAT3）も阻害するので，ペニシリンの作用時間を延長するために用いられたこともある。

高尿酸血症の痛風の治療薬については，第4章Ⅳ（p.100）参照。

### 4.2.3 SGLT2（ナトリウム・グルコース共輸送担体2）阻害薬

第4章Ⅰの糖尿病治療薬の項（p.79）を参照のこと。

## Ⅲ 薬物動態

　現在使用されている製剤は，経口剤が最も多い。管理栄養士が必要とする薬の知識に関しても，経口投与される製剤については非常に重要である。本節では，経口剤を中心に，薬の体内での動き（薬物動態，PK：pharmacokinetics）における，薬の消化管からの吸収（absorption），主に血液循環系を介して体内の各組織・臓器への分布（distribution），肝臓や肝臓以外の組織での薬物の代謝（metabolism），さらに，体外への薬物の排泄（excretion）について述べる。これら4つの過程は，体内において段階的に進行するのではなく，重複した状況で進んでいく。医療関係者の間では，吸収・分布・代謝・排泄の頭文字をとってADME（アドメ）と呼んでいる。

### 1 吸 収

　一般に，薬は水またはぬるま湯を用いて服用する。経口剤は，吸収される前に必ず溶解する必要があるため，胃内に到達した製剤は水分を含んで崩壊・分散し，溶解性を上げるための接触表面積を著しく拡大させる（図1-14）。薬物の溶解性に影響する要因には，胃内の水分や摂取した食物（胃内容物），胃内酸度，消化液や胆汁の分泌などさまざまなものがあげられる。

　薬物によっては，胃酸で分解したり胃壁を刺激したりするものもあるため，酸性条件下では溶解しない物質（ヒプロメロースフタル酸エステルなど）を錠剤の表面にコーティングし，製剤が胃内では溶けずに幽門から小腸内に移行した後，弱酸性から中性の条件下で溶出するように工夫された製剤（腸溶性製剤）などもつくられている。

　胃あるいは小腸の管腔内で溶解した薬物は，通常，十二指腸から空腸にかけての消化管壁（小腸上皮細胞）を透過した後に，毛細血管，腸管膜静脈，門脈を経て肝臓に移行する。肝臓から出た血液は，肝静脈を経て下大静脈に合流した後，右心房に流れ込み，全身組織に分布する。

　したがって，薬物は全身に分布する前に一度肝臓において代謝を受けることになり，肝臓での代謝を受けやすい薬物では，全身循環する前に薬物量が減ってしまう。このように，小腸から吸収された薬物が門脈を経て，肝臓を初めて通るときに代謝・

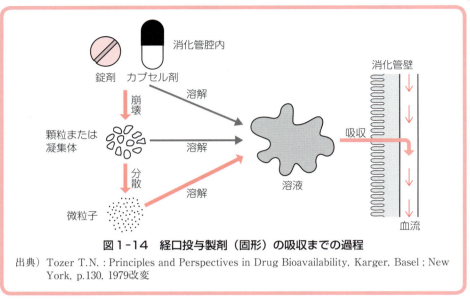

**図1-14　経口投与製剤（固形）の吸収までの過程**

出典）Tozer T.N. : Principles and Perspectives in Drug Bioavailability, Karger, Basel ; New York, p.130, 1979改変

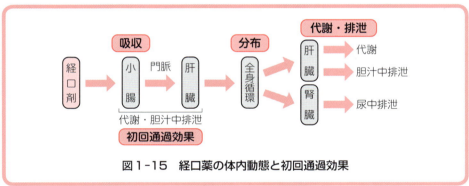

**図1-15　経口薬の体内動態と初回通過効果**

排泄（胆汁中）されてしまうことを，初回通過効果と呼ぶ（図1-15）。また，薬物によっては，小腸上皮細胞の酵素により分解が起こる場合もある（初回通過効果に含まれる）。

## 1.1　薬物の消化管吸収機構

### 1.1.1　受動輸送

　小腸（ヒトの場合，平滑筋が収縮した緊張状態で約3m，非緊張状態で約6.5m）は，十二指腸（胃の幽門直下から約25cm），空腸（残りの2/5），回腸（残りの3/5）に分けられる。
　小腸管腔側の表面は，輪状のひだを形成する粘膜組織で被われており，そのひだには絨毛（villi）と呼ばれる突起が多数ある。その絨毛の表面は上皮細胞の単層膜で形成されており，その単層膜の消化管腔側の膜（小腸刷子縁膜）表面には，電子顕微鏡レベルで確認される長さ（1μm程度）の無数の微絨毛（microvilli）がある（図1-16）。小腸上皮細胞の表面は，このような微絨毛構造により表面積を著しく拡大（テニスコ

Ⅲ 薬物動態

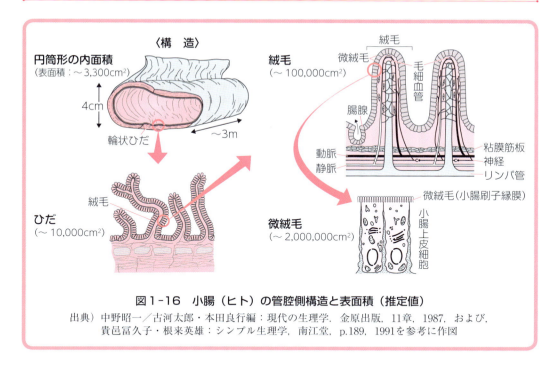

**図1-16 小腸（ヒト）の管腔側構造と表面積（推定値）**
出典）中野昭一／古河太郎・本田良行編：現代の生理学．金原出版，11章，1987．および，貴邑冨久子・根来英雄：シンプル生理学，南江堂，p.189，1991を参考に作図

ート並み）させ，また，微絨毛先端の上皮細胞が次々と新生されてくる細胞に置き換わることにより，非常に効率的に栄養素や薬物などを吸収することができる。

多くの薬物が消化管から吸収される際に最初に通過するルートは，小腸上皮細胞膜である。細胞膜はリン脂質の二重層構造をとっていて，細胞膜の外側が親水（水溶）性，内側が親油（脂溶）性の環境となっている。消化管腔内で溶解した薬物も通常は水溶性と脂溶性の両性質を有しているため，細胞膜の脂溶性の環境にも溶け込むことができ，膜内を濃度勾配に従って単純（受動）拡散して体内側の血管系に移行し，門脈および肝臓を経て全身に分布する。

また，単純拡散と同様に濃度勾配に従って移動するが，細胞膜の輸送担体タンパク質（トランスポーター）を介して輸送される場合を促進拡散という。例えば，水溶性で脂溶性の細胞膜を透過できないD-グルコースは，輸送担体GLUTファミリーにより，小腸上皮細胞の基底膜側から循環血液中へと輸送される（図1-17）。

### 1.1.2 能動輸送

摂取された食物は消化され，栄養素として体内に吸収される。脂質以外のほとんどの栄養素（単糖類，アミノ酸，ペプチド，水溶性ビタミンなど）は水溶性であり，脂溶性が低いために，小腸上皮細胞膜の脂質二重層をほとんど透過できない。

したがって，これらの栄養素は濃度勾配に依存せず，細胞膜に存在（主に刷子縁膜側）するトランスポーターを介して能動的に細胞内へ取り込まれる（図1-17）。

薬物においても栄養素と同様に，トランスポーターを介して細胞内に取り込まれるものがある。例として，アミノ酸トランスポーターを介して吸収されるパーキンソン

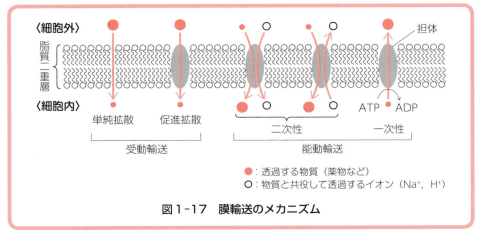

図1-17　膜輸送のメカニズム

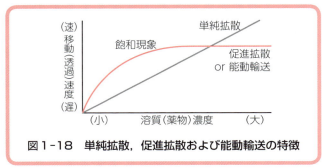

図1-18　単純拡散，促進拡散および能動輸送の特徴

病治療薬のレボドパ（L-3,4-ジヒドロキシフェニルアラニン）や，ペプチドトランスポーターを介するセフェム（β-ラクタム）系抗生物質，葉酸トランスポーターを介する免疫抑制薬のメトトレキサートなどがある。

　能動輸送は，消化管腔内の濃度が小腸上皮細胞内の濃度より低い場合でも，ATP（アデノシン三リン酸）の加水分解エネルギーを，直接的あるいは間接的に利用して能動的に細胞内に取り込む機構であるが，一方で，消化管腔内での濃度が高すぎた場合，トランスポーターの飽和により物質の輸送速度が飽和したり（図1-18），同じトランスポーターを介して取り込まれる物質が共存することにより，競合し吸収が低下してしまうこともある。

　レボドパやメチルドパ（高血圧治療薬）は，タンパク質の消化により生成したアミノ酸とアミノ酸トランスポーターを競合することにより，高タンパク質食を多量に摂取した場合において，その吸収率が低下する可能性がある。

## 1.2　薬物の消化管吸収に影響を及ぼすさまざまな因子

　経口剤は，さまざまな時間帯や条件下（食後や空腹時など）で服用される（表1-2参照）ため，消化管において薬物が曝される環境はかなり異なる。

　例えば，健常な成人では空腹時の胃内pHは1〜1.5に保たれている。食事をとり，

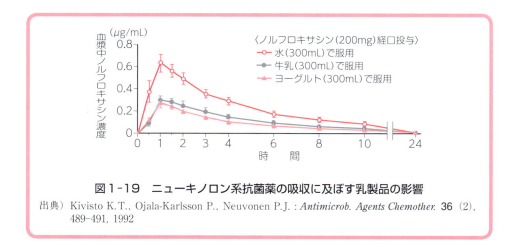

**図1-19 ニューキノロン系抗菌薬の吸収に及ぼす乳製品の影響**
出典）Kivisto K.T., Ojala-Karlsson P., Neuvonen P.J. : *Antimicrob. Agents Chemother.* 36（2），489-491, 1992

　胃に食物が入ってくると，消化するための胃液（胃酸を含む）の分泌が亢進されるが，pHとしてはやや上がる（pH 3〜4）ことが知られている。また，食後に薬を服用すると，胃内にある食物とともに消化管を移動していくため，薬物の胃内での滞留時間（GET：gastric emptying time）や消化管内移動時間は，空腹時に比べるとかなり延長する。

　一般に食事の摂取で，食物中の水分，胃液や胆汁（胆汁酸）の分泌，GETの延長などにより，薬物の溶解性は上がりやすくなる。また，薬物が胃の内容物でも希釈されるため，胃粘膜刺激の軽減や空腹時のように急激な吸収による血中の薬物濃度の上昇が抑えられ，副作用の発現低下にもつながる。

　しかしながら，薬物によっては食事によりほとんど吸収されなくなることもあるので，注意が必要である。例えば，ビスホスホネート系の骨粗鬆症治療薬は，カルシウムやマグネシウムなどの金属イオンと難溶性の複合体（キレート）を形成することが知られ，吸収率が著明に低下するため，朝起床時や食間の胃内が空の状態で服用する必要がある。また，ニューキノロン系の抗菌薬は，牛乳やヨーグルトなどと一緒に服用してしまうと，同様に金属イオンと難溶性のキレートを形成し，効力が減弱するため注意が必要である（図1-19）。

　アルコールは食物ではなく嗜好品ではあるが，少量ではGETを短くするが，多量ではGETを延長することが知られている。睡眠薬などを服用している場合は，アルコールの併用により睡眠作用が強くなりやすいので，注意が必要である。

## 2　分　　布

　体内に吸収された薬物は循環血液中に移行し，全身の組織や臓器などに運ばれる。各組織に運ばれた薬物は，さらに毛細血管壁を透過した後，細胞間隙液を経て，細胞膜上に存在する受容体に結合したり，細胞内に移行して細胞内の酵素を阻害したりし

表1-9　組織重量（体重に対する割合）および組織血流量

| 組　　織 | 組織重量の体重に対する割合（％） | 組織血流量（mL/分） | 組　　織 | 組織重量の体重に対する割合（％） | 組織血流量（mL/分） |
|---|---|---|---|---|---|
| 血液 | 7 | – | 腎臓 | 0.5 | 1,100 |
| 脳 | 2 | 700 | 筋肉 | 43 | 750 |
| 心臓 | 0.4 | 200 | 皮膚 | 11 | 300 |
| 肺 | 1.6 | 5,000 | 脂肪組織 | 15 | 200 |
| 肝臓 | 2.3 | 1,350 | 骨組織 | 16 | 250 |

出典）Rowland M., Tozer N.T. : Clinical Pharmacokinetics and Pharmacodynamics, Lippincott Williams & Wilkins ; Philadelphia, Pennsylvania, p.88, 2011

て，薬理作用（薬効）を発揮する。

　このように，薬物が循環血液中から全身の組織や臓器へ可逆的に移行していく過程を分布と呼ぶ。したがって，作用部位に到達できる薬物量は非常に少なくなり，投与された大部分の薬物は，作用部位以外の組織に分布してしまう。

　薬物の組織への移行性の良否は，薬物側の性質（分子量の大小，脂溶性を持ち細胞膜を透過しやすいか，イオンを形成するかなど）のほかに，生体側の要因によっても左右される。

## 2.1　体内の血流速度

　体内の各組織では，血流速度が異なるために相対的に薬物の分布する速度にも差が生じる（表1-9）。肝臓，腎臓，肺などの臓器の血流速度は，脂肪組織，皮膚，骨などに比べると非常に速いために，薬物も速やかに分布する。

## 2.2　毛細血管壁の構造

　各組織の毛細血管壁の構造が異なっていることも，薬物の分布に影響を及ぼす要因となる。

　例えば，肝臓や脾臓などでは血管の内皮細胞間に隙間がある不連続内皮を形成しているため，低分子のみならず，高分子物質も透過することができる。

　一方，脳は大量の血液が流入する組織の一つではあるが，毛細血管の内皮細胞が非常に密に接着しているタイトジャンクション（tight junction）を形成しているため，血管内皮細胞の細胞間隙を使って透過する薬物の透過障壁（血液脳関門，BBB：blood-brain barrier）となっている。したがって，中枢作用薬の多くは比較的高い脂溶性を持ち，細胞間隙を利用せず細胞膜に溶け込み，脳（脳神経細胞）内に分布する。

## 2.3　薬物の血漿タンパク結合率

　循環血液中の薬物が組織へ移行する際に影響を及ぼす重要な要因として，薬物の血漿タンパク結合率がある。

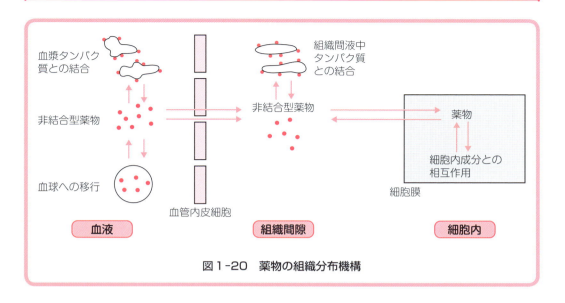

図1-20　薬物の組織分布機構

　血液は赤血球，白血球，血小板などの血球成分と，液体成分の血漿とから成る。一般的に，血液中に占める血球の体積の割合を示すヘマトクリット値は，成人男性で40～50％，女性で35～45％である。血漿中にはアルブミン（albumin），グロブリン（globulin）やフィブリノーゲン（fibrinogen）などのさまざまなタンパク質が存在する。これら血漿タンパク質のうち薬物との結合に関与するタンパク質は，主にアルブミンである。アルブミンは肝臓で生成される分子量約6万9,000の酸性のタンパク質で，血漿タンパク質全体の約55％を占めている。

　生体におけるアルブミンの主な役割は，血液の浸透圧（膠質浸透圧）の保持・調整，物質の結合と運搬，緩衝作用などである。血漿中のアルブミン濃度が低下した場合，肝機能不全によるタンパク質合成能の低下，腎障害による糸球体からの漏出，慢性的な栄養失調による栄養素の供給不足などが原因として考えられる。

　薬物はアルブミンと可逆的に結合する。アルブミンに結合している薬物は分子サイズが著しく大きくなるため，連続内皮を形成している毛細血管壁を透過することができない。したがって，組織へ分布することができる薬物は，アルブミンと結合していない非結合型の薬物である（図1-20）。

　例えば，タンパク結合率が非常に高い抗血液凝固薬のワルファリンは，血漿中では約97％がアルブミンと結合していると考えられている。低栄養の状態や，ネフローゼ症候群などにより血中アルブミン濃度が低下（低アルブミン血症）する場合においては，非結合型のワルファリンの濃度が上昇し，抗凝固作用が亢進してしまい，出血しやすくなることが知られている。

　一方，セフェム（β-ラクタム）系抗生物質のセファレキシンのように，タンパク結合率が約15％と低い薬物もあり，薬物によってタンパク結合率は異なる。

**表1-10 肝臓の主な機能**

| | 機　　能 |
|---|---|
| 1 | 糖，脂質，タンパク質の代謝 |
| 2 | 食物の消化を助ける胆汁酸の生成と，胆管・胆嚢から小腸への胆汁の分泌 |
| 3 | グリコーゲンの合成と貯蔵，糖新生によるグルコースの合成 |
| 4 | アルブミンなどのタンパク質合成 |
| 5 | 各種薬物やアルコールの代謝（解毒作用） |
| 6 | ヘムの分解物であるビリルビンの抱合と胆汁への分泌 |
| 7 | コレステロール，ステロイドホルモンの生合成と余剰コレステロールの胆汁への廃棄 |

## 3　代　　謝

　ビタミン剤，ミネラル補給の製剤，ホルモン剤や輸液・栄養製剤などを除き，ほとんどの薬物は生体にとっては異物である。そのため体内で作用した後，速やかに体外へ排泄する必要がある。薬物が体外へ排泄されるには，そのままの形（未変化体）で尿や胆汁中に排泄される場合を除き，構造上より水溶性が高い代謝物に変換される必要がある。体内には薬物代謝に関与している組織や臓器は複数存在する。そのうちの主要な臓器が肝臓や小腸である。

　肝臓（liver）は横隔膜直下の右上腹部に位置し，人体の中で最大の臓器である。その重量は，成人男性では約1.5kg，女性では約1.3kgである。肝臓には肝細胞の集合した機能上の単位である肝小葉が無数に存在し，肝小葉の中心には中心静脈が縦に走り，そのまわりに放射状に肝実質細胞，毛細血管，毛細胆管が集まっている。さらに，小葉間には小葉間動脈，小葉間静脈，小葉間胆管が存在している。

　肝細胞間には類洞と呼ばれる管腔の広い特殊な毛細血管（不連続内皮）が存在し，網目様の構造を形成しているため，比較的大きい高分子化合物なども通過できる。

　肝臓は，栄養素などのさまざまな物質を化学的に変換する働き（代謝）をはじめ，多くの生体機能を有しており，生体の内部環境の維持に非常に大きな役割を果たしている（表1-10）。

### 3.1　薬物代謝

薬物の代謝は，代謝の様式から第Ⅰ相反応および第Ⅱ相反応に分類される。

#### 3.1.1　第Ⅰ相反応

　第Ⅰ相反応には，主に水酸化や脱アルキル化などの酸化反応や還元反応，加水分解反応などがある。薬物の構造上に水溶性官能基（ヒドロキシル基（-OH）やアミノ基（-NH$_2$），カルボキシ基（-COOH）など）を露出させることにより水溶性を付与し，活性を失活させたり，体外への排出を容易にする。

　代謝反応は主に，細胞画分のミクロソーム中に含まれるシトクロムP450（CYP）と呼ばれる酸化還元酵素群の触媒によって進む。この酵素群は薬の代謝以外でも，内因

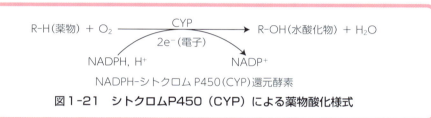

**図1-21　シトクロムP450（CYP）による薬物酸化様式**

性物質のコレステロールの水酸化やステロイドホルモンの生合成，脂肪酸の代謝などの重要な生体反応も触媒する。

CYPは，分子量が約5万で，活性中心にヘム鉄を有するヘムタンパク質であり，CYPによる代謝反応には，NADPH（ニコチンアミドアデニンジヌクレオチドリン酸）などの電子供与体と分子状酸素を必要とする（図1-21）。

CYPは細胞内では小胞体に多く存在するが，一部はミトコンドリアにも存在し，多くの分子種の存在が知られており，各分子種がさまざまな基質の代謝に関与する。分子種はアミノ酸配列の相同性に基づいて分類されており，CYP分子種のうち薬物の代謝反応に関与するのは，主にCYP1A2, 2A6, 2B6, 2C9, 2C19, 2D6, 2E1, 3A4などである。

特にCYP3A4は，肝臓（肝細胞）での含有量が他の分子種に比べ多く（約30％），臨床で使用され，CYPで代謝される薬物の約50％に関与しているといわれている。

また，CYPの基質特異性は比較的低く，同じ薬物の代謝に複数のCYP分子種が関与していることもある。肝細胞以外では小腸上皮細胞にもCYPは存在し，その分子種は主にCYP3A4である。その他，薬物代謝酵素は皮膚や肺などにも存在している。

CYP3A4の代表的な基質薬物には，脂質異常症（高脂血症）治療薬，Ca拮抗薬などの高血圧治療薬，免疫抑制薬，マクロライド系抗生物質，抗不安薬，睡眠薬など多数存在する。それ以外の分子種により代謝される代表的な薬物には，喘息治療（気管支拡張）薬のテオフィリン（CYP1A2で代謝される），抗てんかん薬のフェニトイン（CYP2C9で代謝される），抗うつ薬のイミプラミンや消化性潰瘍治療薬のオメプラゾール（CYP2C19で代謝される）が知られている。また，イミプラミンはCYP2D6によっても代謝される。さらに，薬物を代謝する酵素群はCYP以外にも存在し，例えば，モノアミン酸化酵素（MAO：monoamine oxidase）は，覚せい剤に指定されているアンフェタミンなどの酸化反応に関与している。

### 3.1.2　第Ⅱ相反応

第Ⅱ相反応では，薬物の構造中の極性基（-OH, -NH$_2$, -COOHなど）や第Ⅰ相反応で導入された極性基に内因性物質のグルクロン酸，硫酸，グルタチオンなどを結合させ，さらに，水溶性の高い化合物（抱合体と呼ぶ）を形成する。抱合体は分子量も増大するため組織の細胞膜透過性が低下し，尿や胆汁中への排泄が促進される。これら抱合体の形成には各種の転移酵素群が関与する。

グルクロン酸抱合酵素（UGT）によりグルクロン酸抱合を受ける薬物には，非ステロイド性抗炎症薬のインドメタシンや，麻薬性鎮痛薬のモルヒネなどがある。モルヒネの場合，抱合化を受けるヒドロキシル基（-OH）が構造中に2か所存在し，6位の-OH基がグルクロン酸抱合された代謝物（モルヒネ-6-グルクロニド）においては，モルヒネよりもさらに強い鎮痛作用を示す。また，非ステロイド性抗炎症薬のアセトアミノフェンは，グルクロン酸抱合および硫酸抱合を受け，抗結核薬のイソニアジドは，アセチル抱合されることが知られている。

内因性の物質で抱合代謝を受けるものには，ビリルビンやステロイドホルモンなどがある。ビリルビンは，老朽化したり損傷を受けたりした赤血球の破壊により，ヘモグロビンから生成されるヘムの分解産物である。ビリルビンは通常抱合代謝を受け，胆汁中に排泄された後，小腸内に分泌される。小腸内では抱合型ビリルビンは腸内細菌により脱抱合や還元されて，一部は腸から再吸収され再利用されるが，最終的には尿あるいは大便中に排泄される。

これらの経路のいずれかに障害が発症すると高ビリルビン血症となり，黄疸などの症状を呈する。特に新生児においては，グルクロン酸抱合能の未成熟により高ビリルビン血症を発症しやすく，神経障害，発作，異常反射などを引き起こす中毒症状（新生児黄疸）があらわれるため注意を要する。

## 3.2 遺伝子多型と酵素活性

現在，ヒトの遺伝子と染色体に関する情報（DNAの塩基配列）の解読がほぼ終了し，さまざまな疾患において，遺伝子情報と疾病との関連が解明されつつある。例えば，生活習慣病に深く関わっている肥満についても，$\beta 3$-アドレナリン受容体遺伝子やコレシストキニン-A受容体遺伝子などの多型が関係していることが知られている。これらの遺伝子の変異から，肥満になりやすい遺伝的素質を有しているかどうかも推定できる。

多因子遺伝病との関係で，有用な情報になると考えられている遺伝子の多型には，DNAの配列の1か所の塩基配列が別な塩基に換わっている一塩基多型（single nucleotide polymorphisms）があり，SNPsと表記されることも多く，スニップスと発音される。SNPsは，ヒトゲノム上で最も数多く存在する多型であり，平均約1,000塩基ごとに1か所みられ，おそらくゲノム全体では200万以上はあるとみられている。

薬物代謝酵素関連の遺伝子多型についてもすでに多くの解析がなされており，遺伝子タイプによっては，CYPやUGTの酵素活性が大きく変動するため，注意する必要がある。抗うつ薬のイミプラミンは，主としてCYP2D6により代謝されて不活化されるが，一部の薬物は，CYP1A2でも脱メチル化される。CYP1A2により生成される脱メチル体のデシプラミンは活性代謝物である。CYP2D6の遺伝子多型で代謝活性が低いタイプ（PM：poor metabolizer）の人が，イミプラミンを服用した場合，CYP2D6で代謝される割合が少なくなるため，CYP1A2による代謝が主となる。し

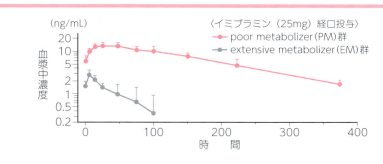

図1-22　CYP2D6のPMとEMにおけるイミプラミン服用後の血漿中デシプラミン濃度

出典）Koyama E., Sohn E.R., Shin S.G., *et al.* : *J. Pharmacol. Exp. Ther*, 271 （2），860-867, 1994

たがって，活性代謝物のデシプラミンの生成量が多くなるため，血中のデシプラミン濃度はCYP2D6の代謝能が正常の人（EM：extensive metabolizer）に比べ10倍以上となることもあり，注意を要する（図1-22）。

## 4　排　　泄

薬物は代謝を受けたり，そのままの形（未変化体）で尿あるいは胆汁中へ排泄されることにより体外へ消失する。薬物が排泄される経路には，このほか，唾液，汗，呼気，涙，乳汁中への排泄などがあるが，主な排泄経路は，尿あるいは胆汁中排泄である。薬物の排泄とは，体内から体外へ非可逆的に廃棄されることである。

### 4.1　腎（尿中）排泄

#### 4.1.1　腎臓の機能と構造

腎臓（kidney）は脊椎の両側にあり，腹膜と腹腔後壁の間に位置する片腎約150g程度のそら豆状の1対の臓器である。腎臓の主な機能は，体内の老廃物の排泄，血液中

---

**コラム　プロドラッグとは？**

通常，薬物は体内で代謝されて活性を消失するが，逆に，代謝反応を利用して体内で活性体に復元させ，薬効を発揮するように化学修飾を施した薬物もある。これらの薬はプロドラッグ（prodrug）と呼ばれ，活性体への復元には小腸，肝臓や血液中のエステラーゼなどの加水分解酵素が働く。このプロドラッグ化によって，薬物の胃での分解防止，溶解性や消化管吸収性の改善，作用の持続化あるいは副作用の低減，苦味の軽減などに成功している。

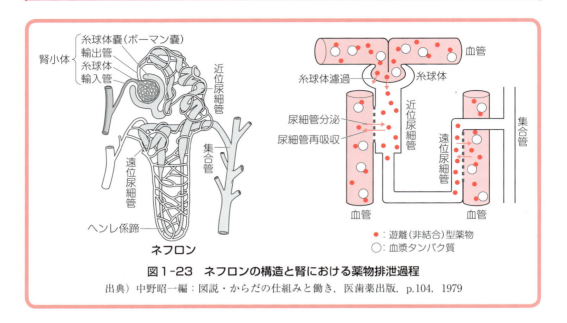

**図 1-23　ネフロンの構造と腎における薬物排泄過程**
出典）中野昭一編：図説・からだの仕組みと働き，医歯薬出版，p.104，1979

の電解質のバランス調整による血液の弱アルカリ性の保持，体内水分量や浸透圧の調整などに加え，造血ホルモンのエリスロポエチンや昇圧ホルモンのレニンの分泌，食物から摂取あるいは皮膚で合成されたビタミンDの活性型への変換など多くの機能を担っている。

腎臓は主に腎皮質（外側）と腎髄質（内側）から成っている。腎臓への血液供給量は，安静時で心拍出量の約25％（1,100 mL/分，表1-9参照）で，腎動脈を経て両腎に流れ込む。腎動脈は次第に細い血管に分かれ，糸球体と呼ばれる毛細血管網（有窓内皮構造）へと分岐する。腎臓にはネフロンと呼ばれる機能的単位が約100万～120万個（片腎）存在する。

ネフロンは，血漿を濾過する腎小体と濾過液（原尿）を通す尿細管から成る（図1-23）。ネフロンで濾過される原尿は1日に150～200Lであるが，その99％は尿細管で再吸収されるため，最終的には原尿の約1％に相当する1.5～2Lが1日当たりの尿量となる。

### 4.1.2　薬物排泄の機構

水溶性薬物のペニシリンやセフェム（β-ラクタム）系抗生物質は，血漿タンパク質（アルブミン）との結合率が低く，体内では主に非結合型で存在する。また，代謝もほとんど受けることなく，未変化体のまま尿中に排泄される。

腎臓では，輸入管から運ばれてきた血液が糸球体濾過の過程を経て輸出管から出ていく。そして，血液が尿細管近傍の血管を通過する際に，薬物は血液側から近位尿細管あるいは遠位尿細管内に分泌されることもあり，濾過された薬物分に加わる。一方，薬物によっては，尿細管で再吸収を受けて体内の循環系に戻ることがある（尿細管再吸収，図1-23）。

薬物が糸球体で濾過される際は，アルブミンなどのタンパク質と結合した状態では糸球体の基底膜を通過できない。また，尿細管における分泌には種々のトランスポーターが関与することが知られている。例えば，痛風治療薬のプロベネシドは，血液中に存在する有機酸を輸送する有機アニオントランスポーターを介して，また，消化性潰瘍治療薬のシメチジンなどは，有機塩基を輸送する有機カチオントランスポーターを介して，原尿中へ分泌されると考えられている。

正常時の糸球体濾過速度（GFR：glomerular filtration rate）は毎分100〜120 mL程度である。GFRは，加齢による腎機能の低下や炎症疾患などによる腎障害の重篤度を示す重要な指標となる。通常，内因性の物質であるクレアチニン（creatinine：筋肉運動のエネルギー源の最終代謝産物で，大部分が糸球体で濾過される）のクリアランスを用いる。特に，腎臓からの排泄率が高い薬物（腎排泄型薬物）の場合では，クレアチニンクリアランス（Ccr）値が投与量や投与間隔を決定する指標にもなる。

## 4.2 胆汁中排泄

不要となった薬物や内因性物質の主な消失機構として，代謝あるいは尿中排泄に加え，胆汁中への排泄もある。

### 4.2.1 胆汁の分泌と成分

胆汁は肝臓の実質細胞で生成された後，毛細胆管膜を通って毛細胆管へ分泌される。さらに，胆汁は毛細胆管が集合している胆管に流出し，胆嚢に貯えられる。そこで水分が吸収されて濃縮され，必要に応じて総胆管から十二指腸へ分泌される。

ヒトの胆汁分泌量は，1日700〜1,200 mLである。主な成分は，胆汁酸，ビリルビン，コレステロール，リン脂質であり，脂肪の乳化・吸収を助ける働きをしているが，消化酵素は含まれていない。食事を摂取すると，小腸上部より消化管ホルモンのコレシストキニンが分泌され，その刺激により胆嚢は平滑筋を収縮させ，胆汁を十二指腸部へ分泌する。

---

**コラム　リンゴの木から見つかった糖尿病薬（SGLT2阻害薬）**

リンゴの木の根（樹皮）から単離されたフロリジンを犬に投与すると，尿中に糖が多量に排泄されることが知られていた。フロリジンは，腎尿細管のグルコーストランスポーター（SGLT1，SGLT2）を阻害して糖の再吸収を抑制し，血糖降下作用を示すことが明らかとなった。SGLT2阻害薬は，糖尿病薬でありながら積極的に尿中に糖を排泄させる逆転の発想から開発され，体重を減らす効果や低血糖のリスクが少ないというメリットもあり，期待されている。

表1-11 加齢に伴う主な薬物動態の変動要因

| 吸　収 | 分　布 | 代　謝 | 排泄（腎） |
|---|---|---|---|
| 胃酸分泌 ↓ | 心拍出量 ↓ | 肝重量 ↓ | ネフロン数 ↓ |
| 消化管運動 ↓ | 細胞内水分量 ↓ | 肝血流量 ↓ | 糸球体濾過 ↓ |
| 消化管血流量 ↓ | 体脂肪量 ↑ | 代謝酵素活性 ↓ | 腎血流量 ↓ |
| 吸収表面積 ↓ | 血中アルブミン ↓ | 初回通過効果 ↓ | 尿細管分泌 ↓ |

### 4.2.2 薬物排泄の機構

　胆汁中に薬物が排泄されるかどうかは，薬物の物性（分子量，脂溶性，解離定数など）にも関係しており，その中でも分子量は重要な要因である。分子量が増大すると，胆汁中に排泄されやすくなる傾向がある。ヒトにおいては，分子量500以上のものや抱合体を形成しているもの（必然的に分子量も大きくなる）が，胆汁中へ排泄されやすい。また，毛細胆管側膜には薬物の抱合体などを基質とする種々のトランスポーターが存在していることも知られ，抱合体が胆汁中に排泄されやすい要因ともなっている。

　胆汁中に移行し小腸上部に排泄された薬物やその代謝物（抱合体を含む）は，再び消化管から吸収されることがある。投与された薬物の一部が胆汁中排泄と消化管からの再吸収の過程を繰り返すことを，腸肝循環（enterohepatic circulation）という。腸肝循環を受ける薬物は，長時間にわたり体内に滞留するため，薬物の血中濃度が持続する傾向がある。

　腸肝循環は代謝を受けていない未変化体（多くは脂溶性）でもみられることがある。非ステロイド系抗炎症薬のインドメタシンや麻薬性鎮痛薬のモルヒネでは，胆汁中排泄された水溶性のグルクロン酸抱合体が小腸下部に移行し，そこで腸内細菌が産生するβ-グルクロニダーゼにより脱抱合代謝を受けて未変化体に復元し，再吸収されることが知られている。

## 5　薬物動態に及ぼす加齢の影響

　高齢者（一般的に65歳以上の成人）では，加齢に伴いさまざまな生理機能が低下してくる。加齢に伴う主な薬物動態の変動要因を表1-11に示した。これらの変動には個人差が大きく，疾患による影響も加わり，治療効果の差とともに副作用の発現頻度やその重症度も異なってくる。そのため，高齢者における薬物の投与量や投与方法の設定は，慎重に行われる必要がある。

　また，高齢者では総体液量が減少しているため，大量の輸液により心不全や肺水腫を起こしやすく，一方で，容易に脱水症状にも陥りやすい。高齢者では精神的，社会的な要因を含めて，老化による生理的変化や味覚障害，疾患起因性あるいは薬剤性による低栄養状態も発生しやすい。

# Ⅳ 自律神経概論

自律神経系は，次の2つの神経系からなる（図1-24）。
① 中脳・延髄および脊髄より末梢組織に向かって発する，通常，節前繊維と節後繊維の2本の神経繊維が自律神経節の部分でシナプスを形成する形をとる遠心性の神経系
② 中枢神経系に感覚を伝える求心性の神経系

①の遠心性神経系は，内臓や循環器系などヒトの意思では制御できないような身体部位の機能を調節する神経であり，その中枢は間脳に存在する視床下部である。視床下部は自律神経の機能を調節するだけではなく，ホルモン分泌機能とともに総合的な調節を行っている。医薬品として利用されている物質は，ほとんどが遠心性神経系の働きに影響を与えるものであるため，ここでは，遠心性の自律神経系とこれに作用する薬物について概説する。

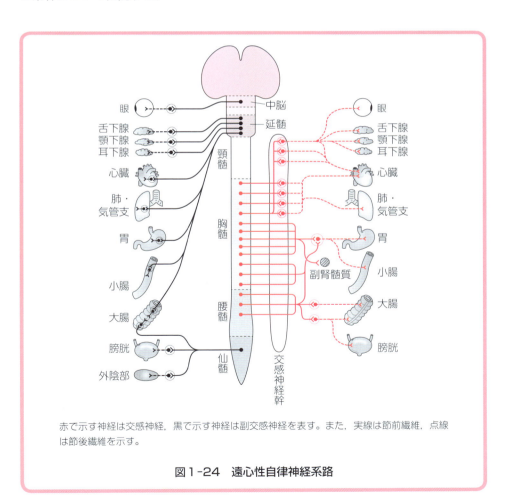

赤で示す神経は交感神経，黒で示す神経は副交感神経を表す。また，実線は節前繊維，点線は節後繊維を示す。

**図1-24 遠心性自律神経系路**

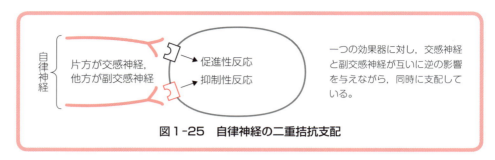

**図 1-25　自律神経の二重拮抗支配**

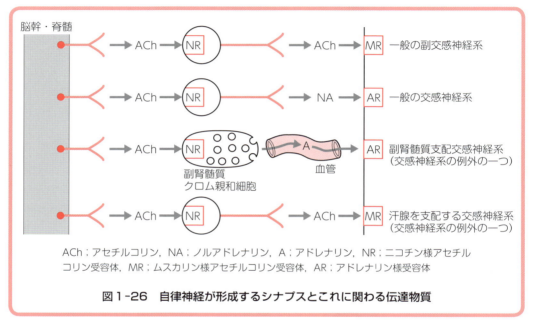

**図 1-26　自律神経が形成するシナプスとこれに関わる伝達物質**

## 1　自律神経の解剖生理

　自律神経は「闘争と逃走（fight and flight）」と呼ばれるように，ヒトが興奮したときに働くとされる交感神経と，安静・休息時に働くとされる副交感神経から成り立つ。一般的に，両神経が効果器に及ぼす効果は相反するものであり（拮抗支配），一つの効果器に対して両神経いずれもがシナプス形成を行っている（二重支配。図1-25）。

　例えば，心臓に対して交感神経と副交感神経はともにシナプス形成をしており，走ったとき，興奮したとき，恐怖を感じたときなどには交感神経が働いて，心拍数の上昇などで示される心臓興奮を行い，静かに休んでいるときなどは副交感神経が働いて，心拍数を低下させる。

　自律神経が形成するシナプスと関与する伝達物質，および受容体について図1-26に示した。また，各神経系が働いた結果，効果器に生ずる効果について表1-12に示した。

表1-12 自律神経およびその支配下にある効果器における受容体とこれに作用する薬物の作用

| | タイプ名 | サブタイプ名 | 受容体の存在部位 | 効果器の反応 | 選択的アゴニスト | 選択的アンタゴニスト |
|---|---|---|---|---|---|---|
| アセチルコリン作動性受容体 | ニコチン様 | $N_1$ | 自律神経節（正確には節後繊維の細胞体） | 節後繊維の興奮 | ニコチン | ヘキサメトニウム |
| | ムスカリン様 | $M_2$ | 心房筋 | 心拍数・収縮力の低下 | ムスカリン | アトロピン スコポラミン |
| | | $M_3$ | 平滑筋 血管内皮 | 平滑筋の収縮 内皮からの一酸化窒素遊離と，これによる血管平滑筋の弛緩 | | |
| アドレナリン作動性受容体 | $\alpha$ | $\alpha_1$ | 血管平滑筋 | 血管平滑筋の収縮 | フェニレフリン（昇圧薬） | プラゾシン（降圧薬） |
| | | $\alpha_2$ | 延髄の血管運動中枢 | 同中枢の機能抑制 | クロニジン（降圧薬） | ヨヒンビン（催淫薬） |
| | $\beta$ | $\beta_1$ | 心筋 | 心拍数・収縮力の増加 | ドブタミン（循環不全改善薬） | プロプラノロール（降圧薬，抗不整脈薬，抗狭心症薬） |
| | | $\beta_2$ | 気管支平滑筋 血管平滑筋 | 気管支の拡張 血管の拡張 | プロカテロール（抗喘息薬） | |
| | | $\beta_3$ | 脂肪組織 膀胱筋 | トリグリセリドの分解 膀胱筋の弛緩 | 抗肥満薬の可能性？ ミラベグロン（過活動膀胱治療薬） | 有効な医薬品が開発されていない |

## 1.1 交感神経

　交感神経は，脊髄の胸髄および腰髄と呼ばれる部分に節前繊維の細胞体が存在する。したがって，交感神経のことを胸腰系と呼ぶ場合がある。

　交感神経の節前繊維は末梢臓器に向かって走行し，節後繊維と副交感神経節（副交感神経の自律神経節）の部位でシナプス形成を行う。節後繊維は神経終末部で効果器とシナプス形成を行う。ただし例外的に，副腎髄質を支配する交感神経は節前繊維が直接副腎髄質を支配し，節前繊維は存在しない。これは，副腎髄質は節後繊維が形を変えたものであるからと考えられている。

　なお，交感神経においては例外的に，汗腺を支配する節後繊維の伝達物質がノルアドレナリンではなくアセチルコリンとなっている。

## 1.2 副交感神経

　副交感神経節前繊維の細胞体は，中脳，延髄および仙髄に存在する。そのため，副交感神経の場合は頭仙系と呼ばれることがある。

　副交感神経の場合も交感神経の場合と同様に，節前繊維と節後繊維が副交感神経節でシナプス形成を，節後繊維は効果器とシナプス形成を行っている。

## 2 自律神経と効果器に存在する受容体

### 2.1 アセチルコリン受容体

　自律神経節（より正確にいえば，節後繊維の細胞体）に存在するアセチルコリン受容体は，タバコに含まれるニコチンがアゴニストとして作用するタイプのもので，ニコチン様アセチルコリン受容体という。効果器に存在するアセチルコリン受容体は，ベニテングタケの毒成分であるムスカリンがアゴニストとして働くために，ムスカリン様アセチルコリン受容体と呼ばれる。ニコチン様受容体とムスカリン様受容体は，いずれもアセチルコリンによって刺激を受けるが，これは偶然であり，ニコチン様受容体はイオンチャネル内在性受容体の一種で，一方，ムスカリン受容体は7回膜貫通型受容体に属しており，まったく異なる受容体と考えてよい。

### 2.2 アドレナリン受容体

　効果器細胞の細胞膜に存在するノルアドレナリンやアドレナリンの受容体は，組織の違いにより，大きく$\alpha$-アドレナリン作動性受容体と$\beta$-アドレナリン作動性受容体の2種類のタイプに大別される。実際は表1-12のように，さらに5種類のサブタイプに細分化されるのが一般的である。

### 2.3 受容体のタイプと薬物の作用

　表1-12では，受容体の各タイプ，各サブタイプに作用するアゴニスト，アンタゴニストについても紹介した。各サブタイプにのみ働くような薬物の性質はサブタイプ選択性といい，アゴニスト，アンタゴニストいずれにおいても有効な医薬品が開発されているものがある。サブタイプ選択性が高い医薬品は，副作用が少ない可能性があり，一般的に望ましいものと考えられることが多い。

---

**コラム　アドレナリン受容体と抗コリン薬**

　アドレナリンやノルアドレナリンの受容体はアドレナリン作動性受容体といい，ノルアドレナリン作動性受容体とはいわない。これはアドレナリン受容体が想定され始めた時代には，ノルアドレナリンが発見されていなかったことによる。

　抗コリン薬は，以前はムスカリン様受容体のアンタゴニストを指していたが，誤解を招きやすいため，近年は，ニコチン様受容体も含めアセチルコリン受容体のアンタゴニスト全般を指すようになった。しかし，副作用としての「抗コリン作用」という場合など，今でも旧来の意味で用いられていることもあり，注意を要する。なお，慣例で「抗アセチルコリン薬」とはいわない。

## 練習問題

**問題1-1** 感染症の治療においてニューキノロン系の抗菌薬を服用するときに避けたほうがよい飲み物はどれか。
(1) 緑茶
(2) リンゴジュース
(3) 牛乳
(4) グレープフルーツジュース


**問題1-2** 情報伝達に関する記述である。正しいのはどれか。1つ選べ。
(1) 交感神経終末の伝達物質は、アセチルコリンである。
(2) 肝細胞のグルカゴン受容体刺激は，グリコーゲン合成を促進する。
(3) アドレナリン受容体は，核内受容体である。
(4) cAMP（サイクリックAMP）は，セカンドメッセンジャーである。
(5) インスリンは，肝細胞のグルコース輸送体（GLUT2）に作用する。

〈第28回 国家試験問題〉

**問題1-3** 尿細管におけるミネラルの調節に関する記述である。正しいのはどれか。1つ選べ。
(1) レニンは，カリウムの吸収を促進する。
(2) 副甲状腺ホルモン（PTH）は，カルシウムの吸収を促進する。
(3) アルドステロンは，ナトリウムの排泄を促進する。
(4) バソプレシンは，ナトリウムの吸収を促進する。
(5) オキシトシンは，カリウムの吸収を促進する。

〈第27回 国家試験問題〉

【参考文献】
・金尾義治・森本一洋編：NEWパワーブック 生物薬剤学（第2版増補版），廣川書店，2013
・金尾義治・北河修治編：NEWパワーブック 物理薬剤学・製剤学（第2版），廣川書店，2012
・Rowland M., Tozer N.T. : Clinical Pharmacokinetics and Pharmacodynamics, Lippincott Williams & Wilkins ; Philadelphia, Pennsylvania, 2011
・森本雍憲・従二和彦・小林大介ほか：新しい図解薬剤学（改訂4版），南山堂，2009

# 第2章 食物成分と医薬品の相互作用

## I 薬物とグレープフルーツジュースやセントジョーンズワートとの相互作用

### 1 グレープフルーツジュースとの相互作用

　一般に経口剤は，コップ１杯程度の水あるいはぬるま湯で飲むのが最もよい。しかしながら，腎臓に障害があって水分摂取の制限を受けている者や，高齢者では，その水分量を飲むことが負担となっている場合もある。最近，経口剤を服用しやすくするために，唾液程度の少量の水分でも溶けるように設計された口腔内崩壊錠（OD錠：oral disintegrating tablets）や，かみ砕いて服用するチュアブル（咀嚼）錠などが開発されている。

　薬物を水以外の飲み物，例えば，お茶やジュースなどで服用する人もいる。以前は，貧血治療薬の鉄剤を緑茶とともに服用した場合，緑茶中の成分であるタンニン（カテキン類など）と鉄イオンが不溶性のキレートを形成し，鉄剤の吸収が低下した報告があり注意されていたが，現在では，相当に濃い緑茶で服用しない限り，治療上問題となることはないと考えられている。

#### 1.1 グレープフルーツジュースの影響を受ける薬物

　1990年ごろに，欧米の医学雑誌に高血圧に使用されるカルシウム（Ca）拮抗薬とグレープフルーツジュース（GFJ：grapefruit juice）との相互作用により，Ca拮抗薬の血中濃度が上昇し，過度の血圧低下が起きたことが報告された。すでに日本でも，1970年代からGFJの輸入自由化が始まっており，おそらく同様の相互作用が発生した可能性があったとも考えられるが，お茶や牛乳のほか，果汁（ジュース）でもかなり強い相互作用が起こることは知られていなかった。

　現在では，多くの薬物の医薬品添付文書中に，GFJとの併用注意が記載されている。GFJの影響を受ける薬物には，高血圧治療に用いるCa拮抗薬，抗高脂血症薬，抗血小板薬，免疫抑制薬，抗精神病薬，HIV感染症（エイズ）治療薬のHIVプロテアーゼ阻害薬などがある。

I 薬物とグレープフルーツジュースやセントジョーンズワートとの相互作用

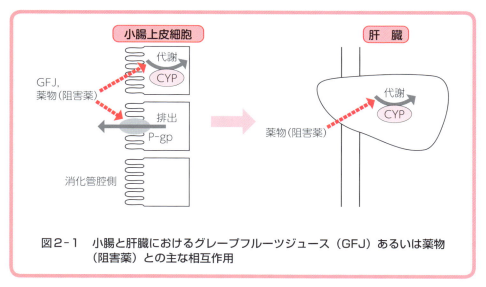

図2-1　小腸と肝臓におけるグレープフルーツジュース（GFJ）あるいは薬物（阻害薬）との主な相互作用

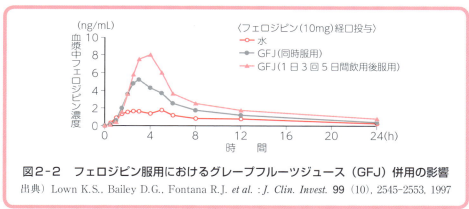

図2-2　フェロジピン服用におけるグレープフルーツジュース（GFJ）併用の影響
出典）Lown K.S., Bailey D.G., Fontana R.J. *et al.*：*J. Clin. Invest.* **99**（10），2545-2553，1997

## 1.2　グレープフルーツジュースの血中薬物濃度上昇作用

### 1.2.1　シトクロムP450の阻害

　グレープフルーツには，フラノクマリン類（ベルガモチンやジヒドロキシベルガモチンなど）と呼ばれる有機化合物が，他の柑橘類に比べ多く含まれている。この成分は，シトクロムP450（CYP）の阻害作用を持ち，主に消化管に発現しているCYP3A4を特異的に，かつ不可逆的に阻害することが知られている（図2-1）。

　この阻害作用の強さは，グレープフルーツの産地によっても異なるが，200mL程度の摂取でも起こり，ニソルジピンやフェロジピンなどのCa拮抗薬の血中濃度を増大させる（図2-2）。GFJによるCYPの阻害作用は，GFJの摂取をやめた後も持続する（2日〜1週間程度）ことがあり，GFJを薬物の服用時間とずらして摂取してもCYPの阻害作用を回避できない可能性がある。また，相互作用の影響の程度には個人差が大きい。

### 1.2.2　P-糖タンパク質の阻害

さらに，GFJは，小腸上皮細胞膜に発現するP-糖タンパク質（P-gp：P-glycoprotein）を阻害することも明らかとなった。P-gpは，制がん薬が効かなくなったがん細胞から，薬剤耐性を担う本体として発見された異物排出トランスポーターである。その後の研究で，P-gpはがん細胞のみならず，小腸，肝臓，腎臓，血液脳関門（BBB：blood-brain barrier），眼，副腎など多くの正常組織にも発現していることが明らかとなった。GFJは小腸でのP-gpも阻害することにより，P-gpの基質となる薬物の消化管腔側への排出（吸収とは逆方向）を阻害するために，GFJの非摂取時に比べて薬物の吸収率が増大してしまう可能性がある（図2-1）。

### 1.2.3　症　　例

相互作用の報告症例には，アレルギー性の鼻カタルで抗ヒスタミン薬のテルフェナジンを1年間以上，1日2回服用していた男性（米国人）がある。GFJを週に2～3回以上飲用していたところ，ある日GFJを2杯飲んで芝を刈っていたら気分が悪くなり，家に戻り床に倒れ込み，その後死亡した。

また，高コレステロール血症でHMG-CoA還元酵素阻害薬のシンバスタチンを服用していた女性がGFJを摂取し始めた後に，横紋筋融解症を発症した報告などがある。

## 2　セントジョーンズワートとの相互作用

セントジョーンズワート（SJW：St. John's wort）は，日本ではセイヨウオトギリソウと呼ばれる，根茎性の多年草ハーブの一種である。ヨーロッパで自生していたものがアメリカへも伝播し，トルコ，ロシア，インド，中国など多くの地域で野生化している。

### 2.1　セントジョーンズワートの抗うつ作用

SJWはうつ病の症状を改善すると信じられ，ヨーロッパで古くから民間薬として利用されてきた。ドイツにおいては，医薬品として軽度のうつ症状に対して従来の抗う

---

**コラム　果物ジュースが関与する相互作用**

抗アレルギー薬のフェキソフェナジンをGFJ，オレンジジュース，リンゴジュースとともに服用した場合，血中薬物濃度が水での服用の半分以下に低下したと報告された[1]。理由は，小腸上皮細胞膜の有機アニオン輸送ポリペプチド（OATP）の機能を，果物ジュース由来の成分が抑え，薬物の吸収低下につながったと考えられた。

通常，GFJは薬物代謝酵素のCYP3A4を阻害して血中薬物濃度を上昇させるが，本例は逆に低下した報告である。

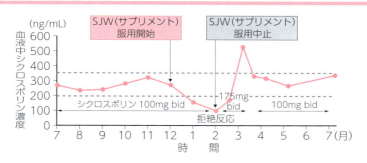

**図2-3 移植患者におけるセントジョーンズワート（SJW）を自己摂取したときのシクロスポリントラフ濃度推移**

注）点線内領域はシクロスポリンの治療濃度域を示す。bid：1日2回投与。
　トラフ濃度：薬物を反復投与した場合の定常状態における最低血中濃度。

出典）Barone G.W., Gurley B.J., Ketel B.L. *et al.* : *Ann. Pharmacother.* **34**（9），1013-1016，2000改変

つ薬より広く処方されている。日本では，医薬品医療機器等法上「食品」の扱いであるため，リラックス効果を期待するハーブとして市販されている。アメリカにおいても，医薬品としてではなく，主にサプリメントとして扱われている。標準的な商品には，ハーブティーとして飲用するためのティーバッグなどのほかに，抽出物の錠剤，顆粒剤，カプセル剤などがあり，薬局や通信販売等で購入することが可能である。

　SJWの抗うつ作用のメカニズムは明確ではないが，抗うつ薬を投与した場合と同様の効果があったとした報告や，SJWにはモノアミンであるセロトニンやノルアドレナリンなどの神経伝達物質の働きを促す作用があるとした報告もある。

## 2.2　セントジョーンズワートのCYP3A4誘導作用

### 2.2.1　症　　例

　薬物とSJWとの相互作用の事例として，図2-3に示したような報告がある。腎臓と膵臓の移植手術を受けた女性が，移植後の拒絶反応を予防するために免疫抑制薬のシクロスポリンを長期間服用していた。その後，自己判断でリラックスのためSJWを摂取し始め，しばらく経過したころ，拒絶反応によるとみられる症状が発現した。拒絶反応が認められた後も，SJWの摂取は2週間続いたため中止された（シクロスポリンは継続して服用）。

　SJWは，主にCYPのサブタイプのうち3A4を誘導することが知られている。SJW摂取により，CYP3A4で代謝を受けるシクロスポリンの分解が亢進したため血中濃度が低下し，免疫抑制効果が減弱したものと考えられた。

### 2.2.2　CYP3A4誘導の機構

　図2-4にSJWによるCYP3A4の誘導機構を簡単に示した。CYP3A4は，そのタンパク質をコードする遺伝子（DNA）の上流領域に，ER6（everted repeat with a spacer

第2章 食物成分と医薬品の相互作用

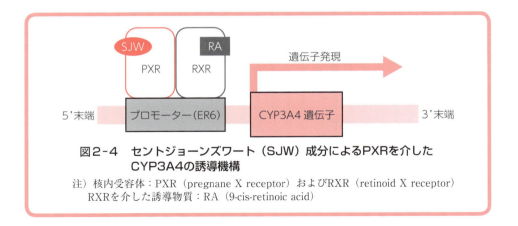

図2-4 セントジョーンズワート（SJW）成分によるPXRを介した
CYP3A4の誘導機構

注）核内受容体：PXR（pregnane X receptor）およびRXR（retinoid X receptor）
RXRを介した誘導物質：RA（9-cis-retinoic acid）

of 6 bp）と呼ばれるプロモーター（転写の開始に関与する遺伝子）を有する。このER6にリガンドが結合した核内受容体であるPXR（pregnane X receptor）とRXR（retinoid X receptor）が結合し，2つの異なる核内受容体の結合によるヘテロダイマーが形成される。

SJWは，PXRのリガンド結合ドメインに結合することでPXRを活性化し，プロモーターによる転写の開始を促し，CYP3A4タンパク質の合成を誘導する。また，ビタミンAの代謝物質であるレチノイン酸（RA; 9-cis-retinoic acid, p.12参照）や抗結核薬のリファンピシンなどはRXRに結合し，CYP3A4を誘導する。

## 2.3 セントジョーンズワートの影響を受ける薬物

SJWを連用することによりCYP3A4や1A2を誘導し，それらの酵素で代謝される薬物との相互作用が報告されている。日本においても，2000年に厚生労働省からSJWとの相互作用について併用注意を喚起する文書が出されている。

SJWとの相互作用が報告されている薬物として，免疫抑制薬，高脂血症治療薬，血液凝固抑制薬，気管支拡張薬，抗不整脈薬，抗HIV薬，経口避妊薬など多数ある。

# II レボドパとタンパク質やビタミンB₆との相互作用

## 1 タンパク質との相互作用

パーキンソン病の治療に使用されるレボドパ（L-3,4-ジヒドロキシフェニルアラニン）は，神経伝達物質のドパミンの前駆体である。ドパミン自体は膜透過性が低く，脳内に移行することができないため，アミノ酸誘導体のレボドパとしてアミノ酸トランスポーターを介し，血液脳関門を透過する。

脳内に移行したレボドパは，脳神経細胞内に存在する脱炭酸酵素（ドパデカルボキ

シラーゼ）で代謝を受け，ドパミンに復元することにより治療効果を発揮する。

　レボドパは経口剤であり，本剤を服用した場合に，小腸上皮細胞膜に存在するアミノ酸トランスポーターにより能動的に取り込まれて吸収される。したがって，食物中のタンパク質の消化により生成される中性アミノ酸とトランスポーターを競合し，レボドパの吸収低下が引き起こされる可能性がある。

　パーキンソン病治療を受けている患者が高タンパク質食を摂取したときと低タンパク質食を摂取したときとでは，レボドパの治療効果に違いがみられたとの報告[2)]がある。したがって，レボドパ治療中の患者において，タンパク質の過剰摂取を控えることは有用と思われるが，安易にタンパク質の制限や食事内容の大きな変更を行うと，患者の状態を悪化させることも懸念される。その治療に精通した医師や管理栄養士の指導管理のもとで，薬物治療や食事療法を行っていく必要がある。

## 2 ビタミン$B_6$との相互作用

　レボドパ治療中の患者では，ビタミン$B_6$を多量に含む薬物，食品やサプリメントなどを同時摂取すると，治療効果が減弱する可能性がある。前項で述べたように，レボドパは，消化管からアミノ酸トランスポーターを介して吸収され全身循環系に移行し，脳内へもアミノ酸トランスポーターを介して取り込まれる。

　脳（脳神経細胞）内では，脱炭酸酵素がレボドパからドパミンに代謝し，疾患により不足しているドパミンを補い，症状を改善する。この脱炭酸反応はドパデカルボキシラーゼにより行われるが，反応にはビタミン$B_6$（ピリドキシン）から生成されるピリドキサール 5'-リン酸が補酵素として必要である。この脱炭酸は中枢以外のさまざまな組織でも行われる。したがって，多量のビタミン$B_6$を摂取すると，中枢以外の組織でもレボドパからドパミンへの代謝が亢進し，脳内に移行可能なレボドパが不足してしまうおそれがある。

　ビタミン$B_6$が豊富に含まれる食品には，にんにく，まぐろ，牛レバー，鮭，鶏肉などがあるが，特に注意が必要なのは，ビタミン$B_6$を含む総合ビタミン剤，栄養剤や健康食品などを多量あるいは頻回摂取することである。

### コラム　機能性表示食品

　2015年4月に「機能性表示食品」制度が始まり，食品の機能性を企業の責任において表示できる。従来の国が審査する「特定保健用食品（トクホ）」や国が定める栄養成分を一定量以上含む「栄養機能食品」に次ぐ表示制度である。この制度は，企業が科学的根拠をもとに申請すれば食品の機能性を表示できるが，その信頼性の確保，機能性食品による健康被害情報の収集や「トクホ」との混同の回避など課題も多い。

# Ⅲ　ワルファリンとビタミンK含有食品との相互作用

## 1　止血と血栓

　血管および心臓の内面を覆っている内皮と接して流れている血液は液体状を示すが，次のような状態もみられる。
　① 　血管壁が破れ，血液が血管外組織と接触する。
　② 　内皮がはがれ，血液が内皮下結合組織（コラーゲンを含む）と接触する。
　③ 　動脈硬化や感染症などによって内皮等に炎症が生じ，内皮が変質して非内皮化する。

　①～③の現象が起こると，血小板凝集と血液凝固が働き出す。血管壁が破れた場合にこれらの機構が働けば，それは，血管の破れた部分からの出血を止めることになる（止血）。そして破れた部分がふさがれれば，凝血塊は分解されて消失し（線溶），障害前の状態に復帰する。このような組織修復反応は生理的で，かつ望ましいものである。しかし，血管内で起これば，血管内で血液の塊（血栓）が生成されて病的なものとなる。

## 2　血小板凝集と血液凝固の機序

　血小板はコラーゲンなどの内皮下組織と結合すると，内皮下組織上で血小板どうしが結合して凝集塊を形成する。これを一次止血という。
　次いで，凝固因子と呼ばれるタンパク質群が次々にオフの状態からオンの状態に切り替わっていき，最後から2番目の凝固因子であるプロトロンビンというタンパク質にスイッチが入る。その結果，プロトロンビンはトロンビンとなり，次いでトロンビンはフィブリノーゲンというタンパク質をフィブリンに変化させる。フィブリンは繊維状のタンパク質で，活性化第XIII因子（第XIIIa因子）の働きによって血液中の赤血球などを網のように包み込み，血液凝固が完了する。これを二次止血という。
　二次止血を引き起こす凝固因子の活性化の流れを簡単に示したものが図2-5である。第XII因子から始まる内因系と，第VII因子から始まる外因系の2つの流れが存在するが，いずれも第IX因子の活性化のステップで合流し，その後は同じ経路をたどることになる。内因系はコラーゲンなどの血管壁内物質により活性化され，外因系は血管外組織に広くみられる組織因子というタンパク質により活性化される。危険な疾患につながりやすい病的な血栓形成は，動脈硬化や感染症などによって内皮等に炎症が生じ，本来内皮には存在しないはずの組織因子が内皮細胞の細胞膜にあらわれるために起こる。したがって，出血もしていないのに血管内で外因系が働いて血液凝固が生じ，持続的な血栓形成にいたるのである。

Ⅲ　ワルファリンとビタミンK含有食品との相互作用

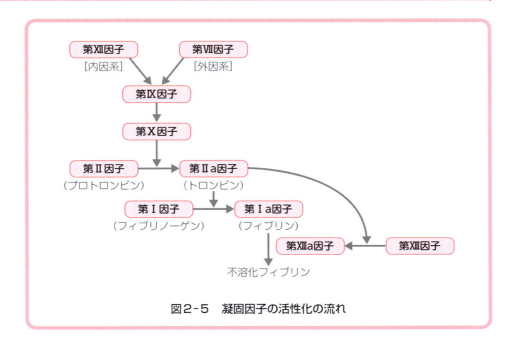

図2-5　凝固因子の活性化の流れ

### コラム　凝固因子

　トロンビンは，フィブリノーゲンなどの血液凝固に関わるタンパク質を切断するタンパク質分解酵素である。一方，プロトロンビンはトロンビンの前駆体であり，酵素活性は有していない。

　したがって，プロトロンビンは不活性型であり，これが第Ⅹ因子という一つだけ上流に位置する別の凝固因子の働きで，一部切断を受けて活性化型のトロンビンに変化するのである。図2-5で第Ⅰ因子はフィブリノーゲン，第Ⅰa因子はフィブリンのことである。

　これは，トリプシノーゲンがエンテロキナーゼの働きで一部切断を受け，活性化型のトリプシンになるのとよく似ている。ともに切断を受けて活性化されるため，受容体の情報伝達と異なり，いったん活性化を受ければ，再びオフの状態に戻ることはない。

　なお，プロトロンビンとトロンビンは，それぞれ「第Ⅱ因子」，「活性化第Ⅱ因子」とも呼ばれ，後者は「第Ⅱa因子」と表記される。「a」は，actionの頭文字を指すといわれる。

　これらのことは，他の凝固因子にも当てはまる。例えば，第Ⅰ因子の場合もトロンビンによって切断を受け，活性化型の第Ⅰa因子に変化する，という具合で，実は図中のすべての凝固因子にも当てはまるものである。

## 3　血栓症・塞栓症と脳梗塞・心筋梗塞

　血栓が持続的に形成され，その部位以降の血流に障害がある病的状態を血栓症という。一方，血栓形成部位からはがれ，血流に乗って別の部位の血管を詰まらせた血栓を塞栓といい，塞栓によって生じた血流障害を血栓塞栓症という。

　血栓症や血栓塞栓症により血流が90％以上低下すると，その血管を流れる血液によって酸素を供給されていた組織は壊死することになり，このような状態を梗塞という。脳や心臓に梗塞を生ずることをそれぞれ脳梗塞，心筋梗塞というが，神経細胞や心筋細胞は出生後に増殖することはないとされるため，これらの臓器で梗塞が生ずるとその組織の回復は極めて難しい。

　したがって，予後が悪い（回復の見込みが悪いこと）脳梗塞や心筋梗塞を防ぐために，抗血栓薬（抗凝固薬，血栓溶解薬，抗血小板薬）が開発されている。

　なお，血栓症，血栓塞栓症として主なものに以下のような疾患がある。

**① 心原性脳梗塞（心原性脳塞栓症）**

　心房細動などにより左心房内における血液の流れが乱れると血栓がつくられ，これが脳血管まで流れて詰まらせたものである。心房細動では自覚症状があらわれにくい場合があるので，突然発症することがあり，危険である。新しいタイプの抗血栓薬が開発されてきたために，予防しやすくなった脳梗塞である。

**② ラクナ梗塞**

　日本人に最も多いタイプの脳梗塞である。脳の細い血管が高血圧によって動脈硬化を起こし，これが原因となって起こる血栓性脳梗塞である。生命への影響は少ないが，場合により，言語障害，脳血管性認知症，麻痺などを起こす。

**③ 肺塞栓症**

　国際線の航空機内などで下肢（脚）を長時間動かさずに同じ姿勢でいると，脚の深部を走る静脈内に血栓ができることを，深部静脈血栓症（別名，エコノミークラス症候群）という。この状態は非常に危険で，血栓がはがれると狭い血管まで流れて塞栓症を起こす。脚の深部静脈以降の血行路を，血液が流れる順で見てみると，大静脈→右心房→右心室→肺静脈，と太い血行路ばかりであり，血栓が詰まるような細い血管は，肺静脈の後に続く肺の中の血管ということになる。したがって，深部静脈血栓症を起こすと危険な肺塞栓症につながるため，この2つは併せて理解しておきたい。

## 4　ビタミンK含有食品との相互作用

### 4.1　ビタミンKの血液凝固因子合成への関与

　トロンビンの前駆体であるプロトロンビンは，肝臓でタンパク質として産生された際は，デスカルボキシプロトロンビンといわれ，まだプロトロンビンとしての性質

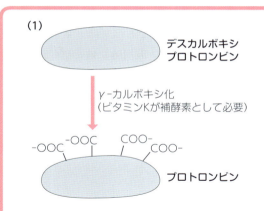
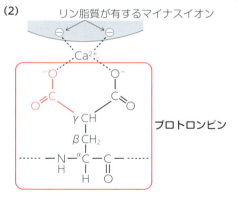

(1) デスカルボキシプロトロンビンタンパク質は，ビタミンK依存性酵素の働きでγ-カルボキシ化を受け，成熟型のプロトロンビンとなる。γ-カルボキシ化とは，デスカルボキシプロトロンビンを構成するアミノ酸のうち，いくつかのグルタミン酸にCOOH基（つまりCOO-）が結合することである。

(2) 枠内に示されたのがデスカルボキシプロトロンビンのグルタミン酸の部分で，γ位の炭素にもう一つのCOO-（赤で示す）が結合している。2つのマイナスイオン化したCOO-とリン脂質のリン酸基などのマイナスイオンが$Ca^{2+}$を介して結合する。

**図2-6　ビタミンKによるプロトロンビン生成およびプロトロンビンと$Ca^{2+}$の結合**

（血液凝固因子）を有していない。デスカルボキシプロトロンビンは，ビタミンKを補酵素として代謝を受けることで成熟化し，プロトロンビンになる（図2-6（1））。この反応は，デスカルボキシプロトロンビンにいくつか存在するグルタミン酸にカルボキシ基を結合させるものである。

なお，プロトロンビンという名称は，「プロ＝前」ということから「トロンビンの前駆体」を意味したものであることがわかる。また，デスカルボキシプロトロンビンという名称は，「デス＝〜が取れた，〜を持たない」＋「カルボキシ＝カルボキシ基」＋「プロトロンビン」から作成された用語である。

グルタミン酸はもともとγ位にカルボキシ基を持っているので，同反応が起こる結果，γ位に2個のカルボキシ基を持つことになる。この2個のカルボキシ基がまず$Ca^{2+}$と結合し，これを仲立ちにして凝集血小板のリン脂質と結合すると想定されている。

トロンビンへの変化には$Ca^{2+}$とリン脂質が必要であるが，その理由は，プロトロンビンがトロンビンに変化するためには，図2-6（2）の形をとることが必要であるためとされている。

## 4.2　ビタミンKによるワルファリンの薬効の減弱化

抗血液凝固作用を有するワルファリンは，ビタミンKの拮抗的な阻害薬であるため，ワルファリンが存在するとビタミンKが補酵素として作用できなくなる。したがって，プロトロンビンへの成熟化が妨げられるため，抗血栓作用が発現する。

ビタミンKには，腸内細菌や納豆菌がつくるビタミン$K_1$（フィロキノン）と，緑黄色野菜に含まれるビタミン$K_2$（メナキノン）などがあるが，ともにプロトロンビンへの成熟化に必要な補酵素として働く。よって，ワルファリン服用時に納豆や青菜などビタミンKを多く含む食品を摂取すると，ビタミンKがワルファリンを酵素から追い出し，ワルファリンの薬効が減弱することになる。脳梗塞や心筋梗塞を防ぐためにワルファリンを服用しても，急にワルファリンが効かなくなるので，非常に危険であることがわかる。ただし，健常人がビタミンK含有食品を食べたために血栓症になるということはない。

## Ⅳ　イソニアジドとヒスタミンやチラミンとの相互作用

### 1　ヒスタミンとの相互作用

　アミノ酸の一種ヒスチジンを多く含む魚（まぐろ，さば，さんま，かつお，ぶり，はまちなど）やその加工品を常温に放置すると，魚の腸管や体表などに生息する細菌が産生する酵素（ヒスチジン脱炭酸酵素）により，ヒスチジンからヒスタミンが生成される。このヒスタミンは，腐敗が進むにつれて蓄積し，また，熱を加えて調理しても分解されにくい。

　ヒスタミンは，アレルギー反応や炎症発現の原因物質の一つである活性アミンで，これらの食品を摂取した後に体内でのヒスタミンレベルが上昇すると，頭痛，紅斑，発疹，蕁麻疹，悪心・嘔吐，搔痒感，動悸などの症状（ヒスタミン中毒）を呈することがある（図2-7）。

　特に抗結核薬イソニアジドを服用している患者においては，イソニアジドによるヒスタミン分解酵素（ヒスタミナーゼ）やモノアミン酸化酵素（MAO：mono amine oxidases）の阻害も加わり，ヒスタミンの体内レベルが上昇し，ヒスタミン中毒症状を呈しやすくなる。

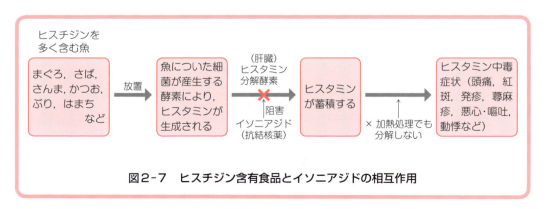

図2-7　ヒスチジン含有食品とイソニアジドの相互作用

## 2 チラミンとの相互作用

チラミン（4-ヒドロキシフェニルエチルアミン）は，チーズ，ワイン，漬物などの発酵食品や，イチジク，鶏の肝臓，サラミ，ソーセージ，にしん，かじきなどに比較的多く含まれている。チラミンはアミノ酸であるチロシンから脱炭酸酵素によって生成される物質であり，モノアミン神経伝達物質のノルアドレナリン，アドレナリン，セロトニン，ヒスタミンなどと類似の構造を有する。

そのためチラミンは，交感神経細胞の神経終末からノルアドレナリンの遊離を促進し，交感神経を興奮させる。通常，モノアミン神経伝達物質の量は，体内では分解酵素であるMAOにより調節されている。また，小腸上皮細胞中に豊富に存在するMAOにより吸収時に不活化されるため，チラミンを含む食品を大量に摂取しても問題は起こらない。

しかしながら，MAOに対し阻害作用を持つイソニアジドの服用により，チラミンの分解が抑制され，交感神経の興奮状態が起こることがある。チラミンを含む食品を多く摂取するとさらに交感神経の異常興奮が続き，血管収縮や心拍数の上昇などにより，急激な高血圧症状を呈することがある。チラミン中毒では，発汗，動悸，頭痛，腹部痛，悪心・嘔吐などの症状も発現する。

# V サラゾスルファピリジンと葉酸との相互作用

栄養成分が直接サラゾスルファピリジンの持つ薬効に影響を与えるというものではないので，ここで述べる内容は，本章で述べてきた食物成分と医薬品の相互作用とは若干異なるものである。すなわち，サラゾスルファピリジンは，葉酸吸収阻害により葉酸欠乏症を起こしやすいため，同薬物の服用中は葉酸の摂取が必要であることを述べるものである。

サラゾスルファピリジンは，初期に開発されたサルファ剤の一つであるスルファピ

### コラム　味覚に影響する薬（亜鉛欠乏）

睡眠薬のゾピクロン（商品名：アモバン）を服用すると，食べていないのに唾液から薬物の苦い成分が分泌されて味覚もおかしくなる。味覚に影響を与える薬物は，数百種類以上もあると考えられ，薬物による亜鉛の吸収阻害が味覚異常につながるケースも多い。

亜鉛は舌に存在する味を感じる器官である味蕾（みらい）細胞の新陳代謝に必要である。亜鉛が欠乏すると味蕾細胞が入れ替わることができず，味覚異常につながる。

リジンに，抗炎症薬である5-アミノサリチル酸を結合させたものであり，潰瘍性大腸炎やクローン病などの炎症性腸疾患や関節リウマチの治療に用いられている薬物である。

　サルファ剤は，細菌における葉酸の生合成を阻害する物質であるため，強く細菌の増殖を抑制し，抗生物質が広く普及するまでは細菌性感染症の特効薬として使用されていたものである。ヒトは葉酸をビタミンとして摂取しないといけないが，これはヒトの体内では葉酸を生合成できないことを示しており，したがって，サルファ剤はヒトに対しては毒性をほとんど示さない。しかし，腸内細菌による葉酸の生合成を阻害してしまうために，葉酸欠乏症をきたすことがある。

　サラゾスルファピリジンの作用は，これが分解して生ずる5-アミノサリチル酸によるともされ，5-アミノサリチル酸（別名，メサラジン）自体も医薬品として利用されている。

## コラム　葉酸欠乏症

　葉酸は水溶性ビタミンの一つ（ビタミン$B_9$）であり，生体内で還元され，テトラヒドロ葉酸の形で種々の酵素の補酵素として働く。核酸合成などに必須であるため，活発に分裂している細胞で特に欠乏症状が出現しやすい。

　赤血球は，赤芽球→網状赤血球→赤血球，と変化して成熟するが，葉酸やビタミン$B_{12}$が欠乏して核酸合成に障害が起こると，染色体がつくれなくなる。いつまでたっても細胞分裂ができないため，赤芽球はヘモグロビンをため込み，巨大化する。このような赤芽球は巨赤芽球と呼ばれ，アポトーシス（プログラム化された細胞死）によって死滅しやすくなり，貧血に陥る。このようにして発症する貧血を，巨赤芽球性貧血という。巨赤芽球性貧血では，血球のサイズが大きく，ヘモグロビン含量も高いため，大球性高色素性貧血の典型的なものの一つである。

　葉酸欠乏症のほかの症状としては，粘膜細胞の増殖不全により，萎縮性胃炎やハンター舌炎がみられる。ハンター舌炎では，舌の痛みとともに，味覚を感じる舌乳頭が萎縮して味覚異常を引き起こす。また，胎児の神経細胞の増殖不全のため，妊娠初期に欠乏すると神経管閉鎖障害が起こり，無脳症や二分脊髄を起こす。

　なお，ビタミン$B_{12}$が欠乏した場合は，上のような症状に加え，知覚異常，運動失調，認知症などの神経症状まであらわれるため，悪性貧血と呼ばれることがある。

## 練習問題

**問題2-1** 食物と医薬品の関係に関する記述である。正しいものの組合せはどれか。
 a α-グルコシダーゼ阻害薬は，食後に服用する。
 b グレープフルーツジュースの摂取は，薬物代謝酵素に影響を与える。
 c ビタミンKは，ワーファリン（ワルファリン）と拮抗する作用をもつ。
 d 食品中のカルシウムと薬物が結合したキレートは，溶解性である。
(1) aとb (2) aとc (3) aとd (4) bとc (5) cとd

〈第23回 国家試験問題〉

**問題2-2** 食品が医薬品の薬理効果に及ぼす影響に関する記述である。◻︎に入る正しいものの組合せはどれか。1つ選べ。
 グレープフルーツの摂取により，薬物代謝酵素の活性が a され，カルシウム拮抗薬の血中濃度は b し，薬理効果は c する。

|   | a | b | c |
|---|---|---|---|
|(1)|増強|上昇|増強|
|(2)|増強|低下|減弱|
|(3)|阻害|上昇|増強|
|(4)|阻害|低下|減弱|
|(5)|阻害|上昇|減弱|

〈第29回 国家試験問題〉

**問題2-3** 医薬品とそれが生体に及ぼす影響に関する組合せである。誤っているのはどれか。
(1) ステロイド剤（糖質コルチコイド）------ 食欲亢進
(2) 抗生物質 ------ 菌交代現象
(3) 抗がん剤 ------ 食欲低下
(4) α-グルコシダーゼ阻害剤 ------ 腹部膨満
(5) ワーファリン（ワルファリン）------ 血液凝固促進

〈第21回 国家試験問題〉

**問題2-4** 薬物と食物・栄養との相互作用に関する記述である。正しいものの組合せはどれか。
 a グレープフルーツ摂取により，カルシウム拮抗薬の血中濃度は低下する。
 b グレープフルーツ摂取により，薬剤解毒酵素が阻害される。
 c ビタミンKは，ワーファリン（ワルファリン）の作用を阻害する。
 d ワーファリン服用者には，納豆の摂取を勧める。

(1) aとb　　　(2) aとc　　　(3) aとd　　　(4) bとc　　　(5) cとd

〈第20回 国家試験問題〉

### 【引用文献】

1) Dresser G.K., Bailey D.G., Leake B.F. *et al.* : *Clin. Pharmacol. Ther.* **71** (1), 11-20, 2002
2) Eriksson T., Granerus, A.K., Linde A. *et al.* : *Neurology,* **38** (8), 1245-1248, 1988

### 【参考文献】

・澤田康文：処方せんチェック 消化管吸収と相互作用, 薬局, 55, 8月臨時増刊号, 2004
・金尾義治・森本一洋編：NEWパワーブック 生物薬剤学（第2版増補版), 廣川書店, 2013
・澤田康文：薬と食の相互作用（上・下巻), 医薬ジャーナル社, 2005

# 第3章 さまざまな疾患に利用される治療薬

## I 抗炎症薬

### 1 炎症とは

　炎症は，組織・細胞が有害な刺激を受けたときに生ずる生体防御反応である。炎症を引き起こす有害刺激としては，細菌，ウイルス類のような外来微生物による感染，および種々の原因による組織の壊死などがあり，基本的にはそれらを患部内に閉じ込めて排除することにより，全身を守ろうとする方向に働くものである。したがって，全身を守るという点では目的にそったものであっても，患部にとっては不快で，不都合な反応であることが多い。

　炎症の症状にはさまざまなものがあるが，紀元前1世紀ごろ，ローマのケルススが記述した「発赤」「熱感」「腫脹」「疼痛」などはその代表的なものであり，炎症の四徴ともいわれる。19世紀中ごろ，ドイツのウィルヒョウは炎症の症状として「機能障害」の追加を提唱し，炎症の四徴にこれを合わせて，炎症の五徴と呼ぶこともある（表3-1）。

　一般に，炎症の持続が短期間であるものを急性炎症，長期に及ぶものを慢性炎症と呼ぶことが多い（表3-2）。急性炎症では炎症の四徴が顕著に観察されやすい。近年においては，学問の進歩により，四徴以外の症状も炎症時には進行していることが明らかになっている（表3-1）。ほとんどの慢性疾患や各種アレルギーは，慢性炎症としての性格を有していることが多い。

　その反応は，通常は患部周辺の局所反応であるが，場合によっては全身反応であることもある。全身反応の場合の症状では，発熱，白血球数の増加，リンパ節腫大，血漿タンパク質組成の変化などがあらわれる。全身炎症が亢進して危険な状態になったものを，全身性炎症反応症候群（SIRS：systemic inflammatory response syndrome）といい，敗血症は感染症によるSIRSとして考えることができる。

### 表3-1 各種炎症症状のまとめ

| 炎症症状 | | 意味 | 理由 | メカニズム，その他 |
|---|---|---|---|---|
| 炎症の四徴 | 発赤 | 患部が赤くなること | 患部における血流量が増加するから。 | ヒスタミン，ブラジキニン，プロスタグランジンなどが毛細血管や細静脈を拡張させる。 |
| | 熱感 | 患部が熱を持つこと | 患部に温かい血液が多く流れ込むから。 | |
| | 腫脹 | 患部が腫れること | 血液中の水分とタンパク質などが血管外に出ていき（滲出），血管周囲の組織を水浸しにする（表3-3）。この滲出してきた液量分だけ組織が膨らむから（浮腫）。 | ヒスタミン，ブラジキニン，プロスタグランジンなどが毛細血管の内皮細胞間の隙間を拡げる。 |
| | 疼痛 | 患部が痛むこと | 痛覚神経が反応し，中枢にその情報を伝えるから。 | ヒスタミン，ブラジキニンなどの発痛物質*1や，プロスタグランジンなどの発痛増強物質*2が痛覚神経に作用する。 |
| 機能障害 | | 患部の機能が低下すること | 異物を処理する働きが，周囲組織の傷害とその組織の機能低下をもたらすから。 | これを加えて炎症の五徴とする場合がある。 |
| 炎症性サイトカインの放出 | | インターロイキン-1（IL-1），腫瘍壊死因子α（TNF-α），インターフェロンγ（IFN-γ）等の炎症性サイトカイン類を放出すること | これらは，好中球やマクロファージなどをはじめ多くの細胞により放出される炎症の病態形成に関わるサイトカイン類である。 | 細菌由来のエンドトキシンをはじめ菌体あるいは壊死細胞由来の物質群をアゴニストとするToll様受容体群が，炎症性サイトカイン類の放出に関与することが明らかになりつつある。 |
| 白血球遊走 | | 患部に分布する毛細血管から好中球*3が血管外に出て，異物等に向かって移動すること*4 | 異物を貪食し，これを殺滅あるいは分解するため。その後，好中球は死に，死んだ好中球の集合体は膿と呼ばれる。 | 滲出とイメージが似ているが，別の現象。炎症性サイトカインの作用によって起こる。 |
| 全身反応 | 発熱 | 全身の体温が上昇すること | 視床下部にある体温調節中枢に発熱物質が働き，体温が高くなるまで体の熱産生を亢進させ，発汗による体温低下を抑制するから。 | 菌体由来のエンドトキシンや炎症性サイトカインが，体温調節中枢に対し，発熱物質として働く。 |
| | 血漿タンパク質組成の変化 | C反応性タンパク質（CRP）・グロブリンの増加，血清アルブミンの減少など | 各遺伝子がタンパク質を産生させる効率（発現効率）が変化するから。 | 各種サイトカインの受容体の働きによる。 |
| | 白血球増加 | 主として血中における好中球数の増加のこと | 骨髄に貯蔵されていた好中球の血中への移動，および骨髄における好中球産生の促進。 | サイトカインの働きなどによる。 |

*1 痛覚神経を刺激することにより痛覚を感じさせる生理活性物質を，発痛物質という。
*2 痛覚神経を直接刺激するのではないが，発痛物質に対して痛覚神経が鋭敏に働くようにする生理活性物質を，発痛増強物質という。
*3 白血球は，顆粒球（別名，多形核白血球ともいう）・単球・リンパ球に分かれ，このうち数が最も多いのが顆粒球の大部分を占める好中球である。したがって，好中球遊走というべきであるが，白血球遊走，あるいは多形核白血球の遊走などと呼ぶことがある。
*4 異物に向かって白血球などが移動していくことを遊走という。一方，異物側から見た表現をすると，まるで異物が白血球などを引き寄せているように見えるので，その場合は誘引という。また，白血球などが血管内などから移動し組織に広く存在する状態を浸潤という。遊走，誘引は異物が放出している特別な化学物質が多く存在する方角へ白血球などが移動していく性質を利用したものであり，このような性質を走化性，誘引する物質を誘引物質あるいは走化性物質などと呼ぶ。

Ⅰ　抗炎症薬

表3-2　急性炎症と慢性炎症の比較

|  | 急性炎症 | 慢性炎症 |
| --- | --- | --- |
| 持続時間 | 短期間 | 長期間 |
| 関与する細胞 | 好中球など | 形質細胞などのリンパ球 |
| 肉芽腫・瘢痕組織の形成 | なし | あり |

表3-3　滲出と濾出の比較

|  | 滲　出 | 濾　出（漏出ともいう） |
| --- | --- | --- |
| 起こる時期 | 炎症発症時 | 正常時 |
| 原因 | 内皮細胞間の間隙の開大など | 血圧と膠質浸透圧＊ |
| 外観 | 混濁 | 澄明 |
| 液中成分 | タンパク質。細胞成分を多く含む | 少ないタンパク質 |

＊　膠質とは正式にはコロイドの訳語であるが，この場合は体液中に溶けたタンパク質のことを考えればよい。膠質浸透圧とは，溶けたタンパク質による浸透圧（溶けたタンパク質を薄めるために水を引き寄せる力）をいう。

表3-4　抗炎症薬の適応と副作用

| 適　　応 | | 副　作　用 |
| --- | --- | --- |
| 慢性関節リウマチ | 全身性エリテマトーデス | 感染症（免疫抑制による） |
| ネフローゼ症候群 | うっ血性心不全 | 耐糖能低下，糖尿病（血糖遊離作用による） |
| 気管支喘息 | 血小板減少性紫斑病 | 副腎皮質機能不全（ネガティブフィードバックによるACTH分泌の抑制） |
| 再生不良性貧血 | 潰瘍性大腸炎 | |
| 重症感染症 | 各種湿疹・皮膚炎 | |
| 慢性肝炎，劇症肝炎，肝硬変 | その他 | 消化性潰瘍（胃壁の防御因子であるプロスタグランジン産生抑制） |
| | | 骨粗鬆症（血中Ca量低下，エストロゲン分泌抑制） |
| | | 下痢・悪心・食欲亢進　　その他 |

## 2　抗炎症薬

炎症を鎮める薬物を抗炎症薬というが，大別すると，ステロイド系抗炎症薬（SAIDs）と非ステロイド系抗炎症薬（NSAIDs）が存在する。

### 2.1　ステロイド系抗炎症薬

ステロイドホルモンのうち糖質コルチコイドには，強い抗炎症作用がみられる。そのため，さまざまな炎症性疾患の治療に使用されているが，副作用も強く，使用の際に注意が求められる薬物である（表3-4）。

**作用機序・薬理作用**

これらの薬物は，核内受容体の一つである糖質コルチコイド受容体に作用して，各種遺伝子に影響を与えることにより薬効をあらわす。

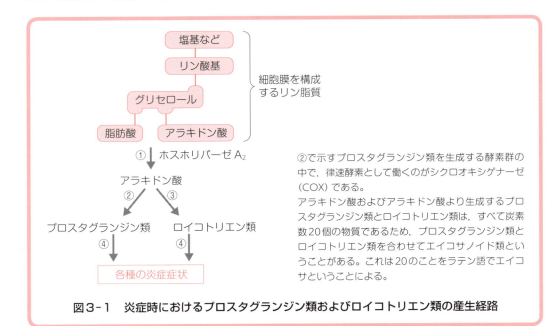

**図3-1 炎症時におけるプロスタグランジン類およびロイコトリエン類の産生経路**

　炎症症状の発現には，プロスタグランジン類やロイコトリエン類などのアラキドン酸代謝物が重要な役割を果たしているが，それらの物質の産生の流れは，以下のようなものである（図3-1）。

① 出発材料であるアラキドン酸は，細胞膜を構成しているリン脂質からホスホリパーゼ$A_2$と呼ばれる酵素によって産生される。

② アラキドン酸はシクロオキシゲナーゼと呼ばれる酵素により代謝を受け，各種プロスタグランジン類が産生される。なお，シクロオキシゲナーゼには，多くの組織に常に存在しているシクロオキシゲナーゼ-1（COX-1）と，普段はあまり存在しないシクロオキシゲナーゼ-2（COX-2）の2種類がある。菌体あるいは壊死細胞由来の物質群や炎症性サイトカイン類などは，おのおのの受容体を介してCOX-2遺伝子に働きかけ，COX-2の生合成を促進させる。

③ 一方で，アラキドン酸はリポキシゲナーゼ（LOX）と呼ばれる酵素によっても代謝を受け，各種ロイコトリエン類が産生される。

④ 産生されたアラキドン酸代謝物の作用により，各種炎症症状が引き起こされる。

　ステロイド系抗炎症薬は，ホスホリパーゼ$A_2$の阻害，およびCOX-2の誘導を抑制することにより，抗炎症作用を発揮していることが知られている。

### 副作用

　表3-4に示した。なお，喘息の治療で用いられるベクロメタゾンプロピオン酸エステルなどは吸入で使用するため，全身への吸収が少なく，副作用が軽減されている。

> **薬物名**

よく使用されているものに，ヒドロコルチゾン（hydrocortisone），プレドニゾロン（prednisolone），デキサメタゾン（dexamethasone）などがある。

## 2.2 非ステロイド系抗炎症薬

糖質コルチコイド活性を持たない抗炎症薬は，糖質コルチコイドに特有な強い副作用を有しないため，比較的軽い症状を示す炎症を鎮めるのによく使用されている。

> **作用機序・薬理作用・副作用**

これらは，シクロオキシゲナーゼを阻害する薬物であり，プロスタグランジン類の産生を阻害する。ほとんどの抗炎症薬は炎症に大きく関与するCOX-2のみならず，胃の保護に関与するCOX-1も同等に阻害するため，胃炎や胃潰瘍を引き起こすという副作用を生じやすい。

なお，中枢神経系にはCOX-1のスプライス変異体であるシクロオキシゲナーゼ-3（COX-3）が存在し，疼痛と発熱に関与するのではないかとされる。一般の抗炎症薬はCOX-3も阻害するため，解熱鎮痛作用も有し，頭痛・発熱・生理痛にも著効を示す。アスピリンなどはもっぱら解熱鎮痛薬として利用されることが多い。

感冒薬（かぜぐすり）によく配合されているアセトアミノフェンは，抗炎症作用や消化管に対する副作用はない解熱鎮痛薬として知られていたが，これは，アセトアミノフェンがCOX-3を選択的に阻害するからではないかとされている。

> **薬物名**

よく用いられるものとしては，インドメタシン（indometacin），ジクロフェナック（diclofenac），メフェナム酸（mefenamic acid），ロキソプロフェン（loxoprofen）がある。

# II 狭心症治療薬

## 1 虚血性心疾患とは

### 1.1 アテローム性動脈硬化

太い動脈の内膜に低比重リポタンパク質（LDL）が沈着して変性すると，マクロファージがこれを異物ととらえて細胞内に取り込み，コレステロールに富む泡沫細胞と呼ばれる細胞に変化する。やがて泡沫細胞が死に，その死骸が結合組織などとともに堆積したものは，アテローム性プラーク（粥腫），あるいは単にアテロームやプラークとも呼ばれる板状の構造となる。なお「粥」とは「かゆ」のことで，見かけが粥のように見えることから名づけられている。

動脈がこのようになる疾患を，アテローム性動脈硬化（粥状動脈硬化）という。ア

テロームが大きくなるにつれて動脈内腔をふさぐようになり，血流量が減少する。

## 1.2　冠循環と虚血性心疾患

　心臓は血液を送り出すポンプであり，酸素を含んだ大量の血液（動脈血）を全身の細胞・組織・臓器に供給しているが，心臓自体も当然酸素を必要とする。ましてや心臓は，胎児のときに心臓が形成されてから死ぬまで，ひとときも休むことなく拍動を続けなければならず，大量の酸素の供給を間断なく必要とする。それを可能とするために，左心室壁から大動脈が始まる起始部で2本の冠状動脈が始まっている。

　冠状動脈は，最初は心臓表面を這うように走行しているが，やがて枝分かれして細くなりつつ心筋壁内に潜り込む。毛細血管となって心筋細胞に酸素・栄養素を供給し，二酸化炭素・老廃物を受け取り，その後細静脈となって合流しながら最後に1本の静脈となって再び心臓表面を走行し，右心房に静脈血を戻す。このような血液の循環を冠循環という。

　この冠循環が，血管の狭まりや詰まりによって心筋に十分な血液が供給できなくなる疾患を総称して，虚血性心疾患という。その原因の一つは，冠状動脈におけるアテローム性動脈硬化である。

　したがって，虚血性心疾患では，心筋への血液供給が抑制されるために心筋組織が障害を受けるのであるが，その原因は，冠循環，特に冠状動脈の病変（アテローム性動脈硬化や強い収縮など）にあることを理解しなくてはならない。

# 2　狭心症と心筋梗塞

## 2.1　狭心症と心筋梗塞の違い

　虚血性心疾患の原因は，①動脈硬化によって血管壁がぶ厚くなり（肥厚という），血管内腔が狭まる，②血栓が形成されて血管内腔を狭める（血栓症），あるいははがれて流れていき，より狭い血管の内腔を狭める（血栓塞栓症），③冠状動脈が強く持続的な収縮を起こし（れん縮という），血管内腔を狭める，などである。

　これらの結果，冠状動脈の血流が完全に停止し，その血管が分布する領域にある心筋組織が壊死することを，心筋梗塞という。冠状動脈の血流が低下しながらも完全に停止せず，心筋組織が障害を受けながらも血流が回復すればほぼ完全に元に戻るようなものを，狭心症という。いずれも死の恐怖を伴う非常に強い胸の痛みをもたらすが，心筋梗塞は非可逆的，狭心症は可逆的である。両者の違いを表3-5にまとめた。

## 2.2　労作性狭心症と安静狭心症（異型狭心症）

　心筋の拍動に伴った酸素の要求に見合うだけの十分な動脈血を，冠循環が供給できていない疾患を狭心症といった。ここで，心筋の運動量が増したために冠循環が十分

表3-5 心筋梗塞と狭心症の違い

|  | 急性心筋梗塞 | 狭　心　症 |
|---|---|---|
| 持続時間 | 15〜20分以上 | 15〜20分以内 |
| 可逆性 | 心筋壊死を伴うため非可逆的 | 可逆的 |
| 心電図 | ST波上昇 | ・労作性：ST波下降<br>・異　型：ST波上昇 |
| 血液検査 | 逸脱酵素（CPK, CRP, AST）の増加* | 変化なし |
| ニトログリセリンの効果 | 無効 | 著効 |

＊壊死した細胞から流れ出してきて血流の中に出現した酵素を逸脱酵素という。壊死したばかりの細胞からは観察されるが，時間が経過して新たに死ぬ細胞がない場合は，やがて血中から消失するため観察されなくなる。

な血液を送れなかったことが原因となる狭心症を労作性狭心症，逆に，心筋の運動量は増加していないのに冠循環の血液供給量が低下したことにより起こる狭心症を安静狭心症という。労作性狭心症は，階段を駆け上がったりするなど運動時に起こることが多く，また，安静狭心症は，夜間の就眠時などに起こることが多い。

異型狭心症は，労作性狭心症と異なる心電図波形を示す狭心症という意味であるが，安静狭心症とほぼ同じものと考えてよい。安静狭心症は冠状動脈のれん縮によるものであり，発作が出ていない場合は正常であるため，診断が困難なことが多い。

なお，安静狭心症のみならず労作性狭心症も，冠状動脈の血流量低下が根底にあるため，健常人が心臓運動量の増加によって狭心症になるということはない。

## 3 狭心症の治療薬

### 3.1 β遮断薬（βブロッカー）

**作用機序・薬理作用**

β-アドレナリン作動性受容体は，交感神経系から遊離されるノルアドレナリンやアドレナリンと反応して，心拍数や心拍出量を増加させる。したがって，同受容体の拮抗薬は労作性狭心症の予防薬となる。

**薬物名**

プロプラノロール（propranolol）や，心臓抑制の強すぎないピンドロール（pindolol）などが使用される。

### 3.2 Ca拮抗薬（CaチャネルブロッカーCCB）

**作用機序・薬理作用**

冠状動脈平滑筋のCaチャネルの開口を遮断することにより，細胞外Caが細胞内に流入するのを抑制する（細胞外Ca濃度は細胞内の濃度より高いので，Caチャネルが開くと細胞外から細胞内へ流れる）。これは，平滑筋の収縮に必要なCa供給を阻害することに

なるので，冠状動脈は拡張し，れん縮は抑制される。

安静狭心症の予防に使用されるが，労作性狭心症にも有用である。

### 薬物名

ニフェジピン（nifedipine），アムロジピン（amlodipine）などがある。フェロジピン（felodipine）は本態性高血圧だけの適応であるため，狭心症には利用できない。

## 3.3 硝酸薬

### 作用機序・薬理作用

一酸化窒素（NO）は，窒素原子（N）と酸素原子（O）が1個ずつ結合した簡単なガス状分子であるが，可溶性グアニル酸シクラーゼに作用してGTP（グアノシン三リン酸）からサイクリックGMP（cGMP）を産生させる働きを持つ。cGMPはセカンドメッセンジャーとして働き，血管を拡張させる。生理的には，NOは血管内皮でアルギニンからつくられ，血管拡張，血小板凝集抑制などの働きを有している。

### 3.3.1 ニトログリセリン

ニトログリセリン（nitroglycerin）は，体内で代謝されてNOを放出する物質であり，NOドナー（NO供与薬）として働く。

ニトログリセリンは，内服しても小腸で吸収後，肝臓を通過する際に完全に代謝されてしまうため，舌下錠として舌の下に含んで溶解させ，舌下粘膜から吸収させる。舌下の静脈は肝臓を経由せず心臓に達するため，ニトログリセリンをさほど代謝させることなく，冠状動脈に働かせることが可能となる。舌下錠を含んでから1～2分で

---

### コラム　弛緩と拡張

よく似た意味で使用されるが，弛緩は長いものが伸びることを意味する言葉で，細長い形を持つ血管平滑筋細胞が伸びるときに使用されることが多い。

血管平滑筋は個々の平滑筋細胞がリング状につながったような形で配列しており，輪状筋としての性質を持つ。したがって，血管平滑筋細胞が弛緩すると，血管径は広がることになり，この現象を血管の拡張という。

なお，血管平滑筋細胞の短縮も，血管径が狭まることも，日本語ではともに収縮というが，いずれも原語は異なる用語を使用することが多い。

| 血管平滑筋細胞 | 血管 |
|---|---|
| 弛緩　relaxation | 拡張　dilation |
| 収縮　contraction | 収縮　constriction |

※収縮弛緩は筋細胞のように細長いものが縮んだり伸びたりすること，収縮拡張は血管のように管状のものが細くなったり広がったりすることを示すことが多い。

狭心症発作を寛解する作用が発現する。

#### 3.3.2 硝酸イソソルビド

予防のために内服する硝酸薬としては，硝酸イソソルビド（isosorbide nitrate）などもある。初回通過効果を受けにくいため，内服可能である。

# III 高アンモニア血症治療薬

## 1 高アンモニア血症とは

### 1.1 肝不全

肝臓は数多くの代謝反応を行っている臓器であり（表3-6），その機能の低下は身体に重大な影響を及ぼす。肝臓が十分に機能していない状態を肝不全といい，急性肝不全では劇症肝炎などが，慢性肝不全では肝硬変などが原因となることが多い。

いずれの場合も肝細胞が壊死することにより起こり，肝硬変の場合はもともと肝細胞があった場所をコラーゲン繊維などが占めるようになり，硬く変化していく（表3-7）。肝臓は強い臓器であるため，一部が死んでも残りの部分が死んだ部分の機能を肩代わりでき，そのような時期の病変を，代償性肝硬変という。

肝組織の壊死が進行し，生き残った肝臓が死んだ部分の機能を肩代わりできなくなると，初めて肝不全としての症状があらわれる。この状態を非代償性肝硬変という。

### 1.2 肝性脳症と高アンモニア血症

肝不全では，肝臓における代謝が抑制されるため，体内にさまざまな毒性物質が産生される。その結果，脳の機能を障害することによって起こる異常行動や意識障害を，肝性脳症という。肝性脳症の原因としては，アンモニアの毒性が知られている。

表3-6 肝臓の機能

| 機　　能 | 内　　容 |
|---|---|
| 糖代謝 | 糖新生やグリコーゲン分解による血糖維持，グリコーゲン産生，乳酸の糖への変換など |
| タンパク質代謝 | 血漿タンパク質産生，アミノ酸の脱アミノ化，糖原性アミノ酸の糖への変換，ケト原性アミノ酸の脂肪酸・ケトン体への変換など |
| 脂質代謝 | コレステロール・脂肪酸合成 |
| 胆汁酸の産生 | 脂質の消化・吸収 |
| ビリルビンの抱合 | 間接型（ビリルビンそのもの）を直接型（抱合型）に変え排泄しやすくする |
| アンモニア解毒 | 尿素回路により尿素への変換 |
| 各種薬物の代謝 | 解毒，時にプロドラッグの活性化 |
| 熱産生 | 代謝反応による生成熱の結果 |

表3-7　肝硬変を引き起こす要因

| 肝硬変の原因 | 原因 |
|---|---|
| ウイルス性肝炎 | B型肝炎ウイルス，C型肝炎ウイルスによる慢性肝炎 |
| アルコール性肝炎 | 過度の飲酒 |
| 非アルコール性脂肪性肝炎（NASH） | 肥満による脂肪肝 |
| 代謝異常 | ヘモクロマトーシス（鉄の過剰蓄積）<br>ウィルソン病（銅の過剰蓄積）<br>ガラクトース血症（ガラクトースからグルコースへの変換酵素系の異常）<br>チロシン血症（チロシンの代謝酵素系の異常） |
| うっ血性 | 右心不全 |
| 胆汁性 | 胆汁うっ滞 |
| 薬物 | メトトレキサート |
| 感染症 | 日本住血虫症 |

　食餌中のタンパク質由来のアミノ酸が腸内細菌により脱アミノ化を受けると，毒性の高いアンモニアが生じる。通常，腸管で吸収されたアンモニアは肝門脈を通って肝臓に運ばれ，尿素回路（オルニチン回路）を介して低毒性である尿素に代謝される。
　しかし，肝不全の状態では，吸収されたアンモニアは解毒されることなく体循環に入り，血中のアンモニア濃度は上昇する。この状態を高アンモニア血症といい，アンモニアが脳に作用すると，異常行動，意識障害などを示す肝性脳症を引き起こす。異常行動としては，羽ばたき振戦，意識障害としては，睡眠や感情の乱れ，異常興奮，昏睡（強い刺激を与えても意識を失ったままとなる）などがある。

## 1.3　高アンモニア血症，肝性脳症の治療

治療のためには以下のようなことが挙げられる。

① アンモニア産生の原料となるタンパク質の摂取を控えることが推奨されている（0.6〜1.0 g/kg）。一般に，肝臓疾患では高カロリー・高タンパク質の食事が勧められるが，肝性脳症の危険性がある場合は，肝性脳症に対する対策として低タンパク質食を優先しなければならない。

② 便通をよくし，便秘を避ける。便がアンモニアの発生につながるので，できるだけ排泄させたほうがよいからである。これに関連して，食物繊維を多く含む食事の摂取も勧められる。

③ 空腹時は血糖が低下しだすため，体は筋タンパク質を分解し，糖新生によりグルコースを産生して血糖を維持しようとする。タンパク質の分解は当然アンモニアの発生につながるため，空腹になることを避ける。

④ 水分不足に陥るとアンモニアを含めた血中の物質の濃度が上昇するので，十分な水分の摂取に努める。

⑤ 血液がアルカリ性に傾くと水素イオン（$H^+$）が失われるため，アンモニア

（$NH_3$）が$NH_4^+$から$NH_3$側に傾く。荷電していないアンモニアは，血液脳関門を通過しやすいため，容易に血液側から脳内に移動し，危険である。したがって，代謝性アルカローシスを避ける。

⑥ 低K血症は代謝性アルカローシスをきたしやすいため，Kを多く含む野菜・果実などの摂取も望ましい。

## 2 高アンモニア血症，肝性脳症の治療薬

### 2.1 ラクツロース

ラクツロースは，ガラクトースとフルクトースが結合した二糖類であるが，ヒトにはこれを消化する酵素がないため，消化・吸収ができない。したがって，以下のような作用から，高アンモニア血症，肝性脳症の治療薬として利用されている。

**作用機序・薬理作用**

① 投与されたラクツロースは吸収されないので腸内にたまり，体内の水分がこれを薄めるために移動して腸管内は水分過多となる。このようにしてラクツロースは浸透圧性下剤として働き，前項の②の便通をよくするために利用されている。

② ラクツロースはヒトの栄養とはならないが，乳酸菌はこれを分解して，乳酸や酢酸などの有機酸を生成することができるため，乳酸菌を増殖させ，腸内環境を酸性化する。これにより，脱アミノ化反応を起こして，アミノ酸からアンモニアを産生するような腸内の細菌増殖を抑制する。

③ 腸内が酸性化することにより，アンモニアが$NH_4^+$から$NH_3$側に傾き，腸におけるアンモニア吸収を妨げる。

### 2.2 分岐鎖アミノ酸

肝性脳症の原因は，アンモニア以外にもあると考えられている。

---

**コラム　アミノ酸のバランス障害**

9種類の必須アミノ酸のうちいずれかが不足することを，アミノ酸アンバランスといい，この場合は，単純に不足したアミノ酸を補うように指導すれば改善する。

しかし肝性脳症のような場合は，芳香族アミノ酸の量が増えたために他のアミノ酸（分岐鎖アミノ酸など）とのバランスが崩れたことによる栄養障害であり，単なる栄養不足とは異なる。これを表現する言葉がアミノ酸インバランスであり，アミノ酸アンバランスと区別しておくことが必要である。

#### 作用機序・薬理作用

アミノ酸のうち芳香族アミノ酸（フェニルアラニン，チロシン，トリプトファン）は主に肝臓で代謝を受け，分岐鎖アミノ酸（バリン，ロイシン，イソロイシン）は主に筋組織で代謝を受けることが知られている。肝不全に陥ると，芳香族アミノ酸の代謝が抑制されるために，血中の分岐鎖アミノ酸と芳香族アミノ酸のバランスがくずれる。フィッシャー比はこのバランスを数量的に表したもので，次のような式で求められる。

$$\text{フィッシャー比} = \frac{\text{血中分岐鎖アミノ酸量}}{\text{血中芳香族アミノ酸量}}$$

フィッシャー比の基準値は2.5～4.5であり，この範囲を下回るとアミノ酸インバランスとなる。芳香族アミノ酸はいくつかの神経伝達物質の材料でもあるため，フィッシャー比の低下により，中枢における神経伝達障害が起こることが予想される。これも，肝性脳症の発現に関与しているとされる。

これを是正するためには，分岐鎖アミノ酸を投与してフィッシャー比の改善に努める。また，芳香族アミノ酸は肉類に多く含まれるので，肉類の摂取を控えることが望ましいとされている。

# Ⅳ　抗ヒスタミン薬，$H_2$ブロッカー

## 1　ヒスタミンの作用

ヒスタミンは，必須アミノ酸の一つであるヒスチジンが脱炭酸反応を受けて生じる生体アミンで，生体では好塩基球，あるいはこれが血管外に出て組織内に定着した（住み着いた）マスト細胞（肥満細胞ともいわれたことがある）に蓄積されている。

これらの細胞は，アレルギー反応に関わる細胞でもあり，実際マスト細胞から放出されるヒスタミンは，花粉症，食物アレルギー，アトピー性皮膚炎，アレルギー性喘息などのⅠ型アレルギーの不快な症状を引き起こす。この場合のヒスタミンの作用点は，$H_1$ヒスタミン受容体と呼ばれる。

一方，胃の壁細胞からの胃酸分泌もまた，ヒスタミンによって起こされるが，この場合のヒスタミン受容体は，$H_2$ヒスタミン受容体と呼ばれるものである。

## 2　ヒスタミンの受容体と治療薬

$H_1$ヒスタミン受容体と$H_2$ヒスタミン受容体は，ともに細胞膜に存在する7回膜貫通型受容体ではあるが，前者はPI反応（p.7参照）を引き起こし，後者はサイクリックAMP（cAMP）産生を促進するタイプの情報伝達系を有するものである（p.10の図

1-5，p.8の図1-4参照）。両者はまったく異なる受容体ということになる。

　$H_1$ヒスタミン受容体のアンタゴニストは抗ヒスタミン薬とも呼ばれ，Ⅰ型アレルギー症状の緩和などに利用されてきた。一方，$H_2$ヒスタミン受容体のアンタゴニストは$H_2$ブロッカーとも呼ばれ，胃酸分泌を抑制することから，消化性潰瘍，逆流性食道炎の治療薬として利用されている。

　なお，$H_1$ヒスタミン受容体の概念やそのアンタゴニストの開発（1933年）は，$H_2$ヒスタミン受容体の場合（1972年）よりも歴史があるために，抗ヒスタミン薬というと$H_1$ヒスタミン受容体アンタゴニストを示す場合が多い。しかし，$H_2$ヒスタミン受容体アンタゴニストもヒスタミンの作用を遮断するものであるから，$H_1$ヒスタミン受容体アンタゴニストだけを抗ヒスタミン薬と呼ぶことは誤解を生じやすい。したがって近年は，$H_1$ヒスタミン受容体アンタゴニストを$H_1$ブロッカーと称することも多い。

## Ⅴ　食欲抑制薬

　現時点では，マジンドール（mazindol）という薬物だけが日本で食欲抑制薬として使用されている。BMIが35 kg/m²以上（肥満3度以上），または，肥満度が＋70％以上の高度肥満者の治療のみに利用され，軽度の肥満には使われない薬物である（表3-8，表3-9）。

　マジンドールは摂食調節中枢，およびこれに影響を及ぼす神経系に作用して，摂食抑制とエネルギー消費の促進を行うことにより肥満症を是正するとされる。しかし，その薬理効果は覚せい剤と類似した点があり，繰り返し服用することにより服用をやめることができなくなる性質（依存性）に注意するよう，販売会社より警告がなされている。したがって，投与期間はできるだけ短期間とし，3か月を超えて投与してはならないと定められている。

表3-8　日本肥満学会による肥満の判定

| BMI（kg/m²） | 肥満の判定 |
|---|---|
| 18.5未満 | 低体重 |
| 18.5以上25未満 | 普通体重 |
| 25以上30未満 | 肥満1度 |
| 30以上35未満 | 肥満2度 |
| 35以上40未満 | 肥満3度 |
| 40以上 | 肥満4度 |

表3-9　肥満度の判定

| 肥満度 | 判定 |
|---|---|
| －10％未満 | やせ |
| －10％以上　＋10％未満 | 普通 |
| ＋10％以上　＋20％未満 | 過体重 |
| ＋20％以上 | 肥満 |

ここで肥満度とは以下の式で表される数値である。
$$肥満度（\%）=\frac{（実測体重－標準体重）}{標準体重}\times 100$$
右辺の分子は標準体重からどれくらい太っているかを示すものであり，したがって肥満度は標準体重の何％太っているかを示す値といえる。肥満度がマイナスの値をとるときは，逆に標準体重の何％やせているかを示すものと考えればよい。

# VI さまざまな薬の副作用

　一般に，治療目的に合致した薬物の効果を主作用，主作用以外の好ましくない効果を副作用という。したがって，主作用，副作用という用語は主観的なものである。

　例えば，ジフェンヒドラミンという薬物は，古典的な$H_1$ヒスタミン受容体の拮抗薬であり，作用として，くしゃみ・鼻水などを止めるとともに，軽い鎮静・催眠効果を併せ持つ。したがって，鼻炎薬として配合される場合は，鎮静・催眠作用は副作用ととらえられ，服用中に車の運転をしたり，危険な機械を操作しないように求められる。しかし，ジフェンヒドラミンが睡眠改善薬として利用される場合は，鎮静・催眠作用はむしろ望ましい効果となり，主作用としてとらえられる。

　一方で，生体にとって有害であるとしか考えられないような薬物の作用を，有害薬物反応あるいは単に有害反応という。しかし，一般的には副作用と有害反応という言葉は混同して使用されることも多く，注意が必要である。

　表3-10に主な薬物の副作用をあげる。

表3-10　主な薬物の副作用

| 副作用 | 主な薬物 |
| --- | --- |
| 食欲亢進 | ステロイド系抗炎症薬（糖質コルチコイド。いわゆるステロイド剤）<br>抗精神病薬（統合失調症の治療薬。食欲不振もある）<br>抗不安薬（神経症や不眠症の治療薬。食欲不振もある） |
| 食欲不振 | 抗がん薬（シスプラチンなど多くのものが該当）<br>非ステロイド系抗炎症薬（NSAID。消化性潰瘍を起こすこともある） |
| 嘔吐・悪心 | 抗がん薬（シスプラチンなど多くのものが該当）<br>パーキンソン病治療薬（レボドパなど） |
| 消化性潰瘍 | 非ステロイド系抗炎症薬（痛みが感じられないことが多い） |
| 口渇 | 抗うつ薬（イミプラミンなど）や抗コリン薬（ムスカリン様アセチルコリン受容体の抑制による） |
| 味覚障害 | 抗リウマチ薬（D-ペニシラミン）やサイアザイド系利尿薬など（亜鉛とキレートをつくり，味覚に必要な亜鉛を欠乏させる。ペニシラミンは抗生物質のペニシリンとは異なる） |
| 嚥下困難 | 抗精神病薬 |
| 錐体外路症状 | 抗精神病薬（錐体外路症状とは薬剤によって引き起こされるパーキンソン病様の症状のことをいう） |
| 下痢 | 抗がん薬<br>抗生物質（菌交代症を起こすことがある）<br>成分栄養剤など（浸透圧が高いため，腸管内腔が水浸しになる） |
| 便秘 | モルヒネ<br>抗うつ薬や抗コリン薬 |
| 再生不良性貧血 | 抗リウマチ薬（低用量メトトレキサート） |

## 練習問題

**問題3-1** 医薬品とその作用の組合せである。正しいのはどれか。1つ選べ。
(1) スルホニル尿素（SU）薬 ------ 骨吸収抑制
(2) DPP-4阻害薬 ------ 血糖降下
(3) HMG-CoA還元酵素阻害薬（スタチン）------ 血圧降下
(4) カルシウム拮抗薬 ------ コレステロール合成抑制
(5) アロプリノール ------ 赤血球合成

〈第28回 国家試験問題〉

**問題3-2** 成人のネフローゼ症候群の栄養管理に関する記述である。正しいのはどれか。1つ選べ。
(1) たんぱく尿消失後は，エネルギー量を標準体重1kg当たり20kcal/日とする。
(2) ステロイド薬使用時は，食欲低下に注意する。
(3) 低たんぱく血症時は，たんぱく質量を標準体重1kg当たり2.0g/日とする。
(4) 高コレステロール血症時は，脂肪エネルギー比率を10％程度とする。
(5) 軽度の浮腫がみられる時は，食塩を5g/日とする。

〈第26回 国家試験問題〉

**問題3-3** 薬剤の作用と適応に関する記述である。正しいのはどれか。
(1) ビグアナイト薬は，インスリン分泌促進作用がある。
(2) ステロイド薬は，血糖低下作用がある。
(3) HMG-CoA還元酵素阻害薬は，V型高脂血症に適応がある。
(4) α-グルコシダーゼ阻害薬は，食後血糖値の上昇を抑制する。
(5) カルシウム拮抗薬は，高尿酸血症に適応がある。

〈第25回 国家試験問題〉

**問題3-4** 医薬品とその作用の組合せである。正しいのはどれか。
(1) ラクツロース ------ 腸内アンモニア産生抑制作用
(2) マジンドール ------ 抗炎症作用
(3) エリスロポエチン ------ インスリン分泌促進作用
(4) ステロイド薬（グルココルチコイド）------ 血糖低下作用
(5) スルホニル尿素薬 ------ 赤血球産生促進作用

〈第24回 国家試験問題〉

# 第4章 生活習慣病と治療薬

## I 糖尿病と治療薬

### 1 糖尿病とは

　糖尿病は，膵臓のランゲルハンス島にあるβ細胞（B細胞）から分泌される糖代謝ホルモンであるインスリンの作用不足により，高血糖が持続する疾患である。インスリンの作用不足は，膵β細胞からのインスリン分泌の低下と，インスリンの組織における作用の低下（インスリン抵抗性）によって引き起こされる。これらのインスリンの分泌低下とインスリンの作用低下をもたらす原因は多く，遺伝因子と環境因子が関係している。

　糖尿病の症状は，高血糖に伴う口渇，多飲，多尿および体重減少が典型とされている。しかし，糖尿病の初期には，これらの症状を訴えない患者も多くみられる。一方，糖尿病で高血糖が著しい場合は，血液中にケトン体が増加して高ケトン血症となり，代謝性アシドーシス（酸血症）をきたすようになる。これは糖尿病性ケトアシドーシスといわれ，放置すると意識障害から不幸の転帰をとることになる。

　糖尿病の診断は，日本糖尿病学会によれば，高血糖が慢性に持続していることを証明することによってなされる。このため，採血により血糖値とHbA1c（ヘモグロビンA1c）値を測定する。HbA1cは，ヘモグロビンとブドウ糖が結合してできた産物であり，過去1～2か月の血糖値の平均を示す指標である。耐糖能正常者の基準値は，4.6～6.2%である（NGSP：国際標準値）。

　血糖およびHbA1cにより，以下の①～④のいずれかが確認された場合は，糖尿病型と判定される。①早朝空腹時血糖値126mg/dL以上，②75g経口ブドウ糖負荷試験（75gOGTT）で2時間値200mg/dL以上，③随時血糖値200mg/dL以上，④HbA1cが6.5%以上。

　さらに，別の日に行った検査で糖尿病型が再確認できれば，糖尿病と診断できる。また，血糖値とHbA1cが，同時採血でともに糖尿病型であれば，初回検査で糖尿病と診断できる。一方，血糖値が糖尿病型を示し，かつ，次のいずれかが認められれば初回検査だけでも糖尿病と診断できる。①口渇，多飲，多尿，体重減少などの糖尿病の典型的な症状，②確実な糖尿病網膜症。

表4-1 糖尿病の成因による分類と特徴

| 糖尿病の分類 | 1 型 | 2 型 |
|---|---|---|
| 発症機構 | 主に自己免疫を基礎にした膵β細胞破壊。HLAなどの遺伝因子に何らかの誘因・環境因子が加わって起こる。他の自己免疫疾患（甲状腺疾患など）の合併が少なくない。 | インスリン分泌の低下やインスリン抵抗性をきたす複数の遺伝因子に過食（とくに高脂肪食），運動不足などの環境因子が加わってインスリン作用不足を生じて発症する。 |
| 家族歴 | 家系内の糖尿病は2型の場合より少ない。 | 家系内血縁者にしばしば糖尿病がある。 |
| 発症年齢 | 小児〜思春期に多い。中高年でも認められる。 | 40歳以上に多い。若年発症も増加している。 |
| 肥満度 | 肥満とは関係がない。 | 肥満または肥満の既往が多い。 |
| 自己抗体 | GAD抗体，IAA，ICA，IA-2抗体などの陽性率が高い。 | 陰性。 |

HLA：human leukocyte antigen　　ICA：islet cell antibody
GAD：glutamic acid decarboxylase　　IA-2：insulinoma-associated antigen-2
IAA：insulin autoantibody

出典）日本糖尿病学会編・著：糖尿病治療ガイド2014-2015，p.14，文光堂，2014

## 1.1 糖尿病の分類

① 1型糖尿病

　1型糖尿病は，自己免疫反応などで膵臓のランゲルハンス島にあるβ細胞（B細胞）が破壊され，インスリンの分泌がなくなったものである。主に若年者に発症するが，成人での発症もある。発症形態はさまざまであるが，経過が速いものは，数日で急激に高血糖やケトアシドーシスを呈するものもある。一方，数年でインスリンが枯渇する緩徐なものもある。発症頻度は，わが国では5％未満と少ない（表4-1）。

② 2型糖尿病

　2型糖尿病は，その発症に遺伝素因と生活習慣が深く関わっている。遺伝素因としては，インスリン分泌を低下させるものと，インスリン抵抗性を増強させるものがある。生活習慣には，過食，運動不足，肥満，ストレスなどがあり，加齢による耐糖能

### コラム　HbA1c値の表記

　糖尿病の診断や，糖尿病患者の血糖コントロールの把握のために用いられているHbA1c値は，以前は日本糖尿病学会（JDS：Japan Diabetes Society）の基準値が用いられてきた。しかし，2012年4月よりHbA1cは国際標準であるNGSP（National Glycohemoglobin Standardization Program）値を用いることになった。JDS値が5.0〜9.9％の場合は，JDS値に0.4％を加えるとNGSP値になる。また，2014年4月からはHbA1c値の表記はすべて，NGSP値のみとされている。

**表4-2　糖尿病の病態による分類と特徴**

| 糖尿病の病態 | インスリン依存状態 | インスリン非依存状態 |
|---|---|---|
| 特　徴 | インスリンが絶対的に欠乏し，生命維持のためインスリン治療が不可欠 | インスリンの絶対的欠乏はないが，相対的に不足している状態。生命維持のためにインスリン治療が必要ではないが，血糖コントロールを目的としてインスリン治療が選択される場合がある |
| 臨床指標 | 血糖値：高い，不安定<br>ケトン体：著増することが多い | 血糖値：さまざまであるが，比較的安定している<br>ケトン体：増加するがわずかである |
| 治　療 | 1. 強化インスリン療法<br>2. 食事療法<br>3. 運動療法（代謝が安定している場合） | 1. 食事療法<br>2. 運動療法<br>3. 経口薬，GLP-1受容体作動薬またはインスリン治療 |
| インスリン分泌能 | 空腹時血中Cペプチド0.5ng/mL以下 | 空腹時血中Cペプチド1.0ng/mL以上 |

出典）日本糖尿病学会編・著：糖尿病治療ガイド2014-2015，p.15，文光堂，2014

の異常も加わる。2型糖尿病は，糖尿病全体の90％以上を占めている。わが国の糖尿病全体の患者数は，予備群も含めて2,000万人程度もいると予測されている。まさに，現代の国民病といった感がある（表4-1）。

**③　その他特定の機序，疾患によるもの**

この分類に入るものとして，ⓐ遺伝因子として遺伝子異常が同定されたもの，ⓑ他の疾患，条件に伴うものがある。ⓑでは，例えば，膵外分泌疾患，内分泌疾患，肝疾患，感染症に伴うものなどがある。

**④　妊娠糖尿病**

妊娠中の糖代謝異常には，糖尿病が妊娠前から存在している糖尿病合併妊娠と，妊娠中に発見される糖代謝異常がある。後者には，妊娠糖尿病（GDM：gestational diabetes mellitus）と妊娠時に診断された糖尿病の2つがある。

個々の症例の分類は，インスリン依存状態，インスリン非依存状態のように，成因と病態の両面からとらえることもできる。例えば，1型糖尿病であっても，発症初期には食事療法と運動療法で良好な血糖コントロールができる場合（インスリン非依存状態）もあり，逆に2型糖尿病であっても，感染症などで重症のケトアシドーシスに陥り，インスリンが必要な場合（インスリン依存状態）も存在する。このような糖尿病の病態による分類と特徴を表4-2に示す。

## 1.2　糖尿病治療の目的と基本方針

### 1.2.1　治療の目的

糖尿病は，さまざまな合併症を持つ疾患であり，いかにこの合併症を予防し，良好な血糖コントロールを維持するかに力点を置かなければならない。合併症としては，糖尿病に特有な細小血管症である糖尿病性網膜症，糖尿病性腎症，糖尿病性神経症が

ある。また，生命予後と直結する大血管の動脈硬化性疾患である虚血性心疾患，脳血管障害にも細心の注意を払わなければならない。

良好な血糖コントロールが得られれば，患者のQOL（quality of life，生活の質）は高まり，一般の人と変わりない生活も期待できる。また，血糖のみならず，血圧や血清脂質を適切にコントロールすることも極めて大切である。

### 1.2.2 治療の基本方針

基本となる治療は，一般療法である食事療法と運動療法である。特に，軽症の患者に対しては，まず，食事療法と運動療法を少なくとも3か月程度は試みて，十分なコントロールが得られないときに薬物療法を開始する。

食事療法は，糖尿病治療の基本であり，糖尿病の成因，病態の如何にかかわらず，すべての患者に行わなければならない。1日の総エネルギーは，標準体重をもとに生活活動強度を考えて計算する。また，炭水化物，タンパク質，脂質のバランスを考慮し，適量のビタミン，ミネラルも摂取させる。必要な栄養素をバランスよく摂取することで，全身の代謝異常を改善し，合併症を予防することが目的である。

運動療法に関しては，有酸素運動を続けることでインスリン感受性の改善が期待される。このことにより，脂質異常や高血圧の改善も期待される。

2型糖尿病では，食事療法，運動療法のみで十分な効果が得られないときに経口糖尿病薬を開始する。しかし，経口糖尿病薬で血糖のコントロールが不十分な症例にはインスリン療法を行う。1型糖尿病では，インスリンの産生ができないため，インスリン療法が不可欠である。また，1型糖尿病でインスリン療法を開始しても，適切な食事療法，運動療法は必要である。

糖尿病で血糖値に影響を与える食品として，水溶性食物繊維があげられている。これは，胃内の停留時間の延長や腸管内でのブドウ糖の拡散を阻害する作用がある。このため，腸管からのブドウ糖吸収を阻害し，血糖値の上昇を抑制する。

## 2 糖尿病の経口薬療法

経口糖尿病薬は，患者の病態，合併症，薬剤の作用特性などを考慮して選択する。食事療法，運動療法が行われても，血糖コントロールが不十分な場合に使用を開始する。開始にあたっては，患者の病態を観察して，まず少量投与から始め，血糖値やHbA1cの推移をみながら増量していく。低血糖がないかを注意深く見極めることと，低血糖時の患者の対応策を十分説明しておくことが必要である。

妊娠中か妊娠の可能性がある場合，および授乳中は，経口薬は使用しない。図4-1に病態に合わせた経口血糖降下薬の選択法を示す。

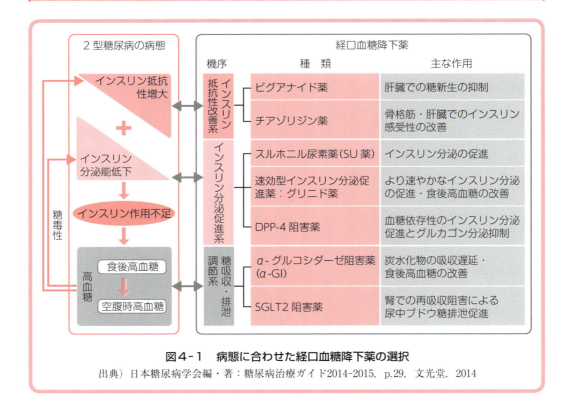

**図4-1 病態に合わせた経口血糖降下薬の選択**
出典）日本糖尿病学会編・著：糖尿病治療ガイド2014-2015, p.29, 文光堂, 2014

## 2.1 スルホニル尿素薬

### 作用機序・薬理作用

　スルホニル尿素（SU：sulfonylurea）薬は，膵β細胞刺激によるインスリン分泌促進薬である。したがって，SU薬が適応となるのは，インスリン分泌が残っている症例で，食事療法や運動療法を十分に行っても血糖のコントロールが不良な2型糖尿病である。1型糖尿病では効果は得られない。

　また，肥満した糖尿病患者に不十分な食事療法と運動療法のままで使用すると，さらに肥満を助長し，膵β細胞の障害が進むとされており，注意が必要である。

### 副作用

　SU薬は，血糖値に関わりなく，持続的にインスリンの分泌を促すため，低血糖の副作用が出ることがある。このため，高齢者，腎機能低下者，食事が不規則な患者では，十分な注意が必要である。また，アルコールとの相互作用により血糖値に影響を与える場合があり，アルコール多飲者では摂取を制限する。

### 薬物名

　SU薬には第一世代から第三世代まであるが，現在は主に第二世代，第三世代の製剤が用いられている。第二世代にはグリクラジド（gliclazide），グリベンクラミド（glibenclamide），第三世代にはグリメピリド（glimepiride）がある。

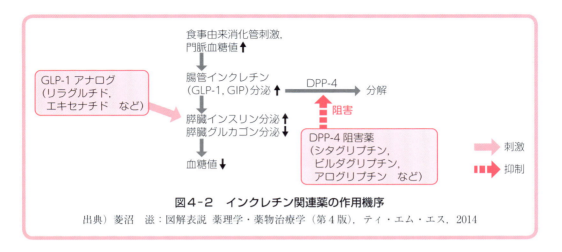

**図4-2 インクレチン関連薬の作用機序**
出典）菱沼　滋：図解表説 薬理学・薬物治療学（第4版），ティ・エム・エス，2014

## 2.2 速効型インスリン分泌促進薬

**作用機序・薬理作用**

　SU薬と同様，膵β細胞に作用してインスリン分泌を促進する。SU薬よりも吸収が速やかで，インスリン分泌の発現時間が極めて短いのが特徴である。食直前に服用し，食後の高血糖を予防することができる。しかし，SU薬よりも血糖の改善効果は弱い。したがって，適応となるのは，空腹時血糖があまり高くないが食後高血糖がみられるやや軽症例である。

**副作用**

　副作用は，低血糖，肝機能障害などがある。食前30分に服用すると，食事前に薬剤の血中濃度が上昇してしまい，低血糖を起こす可能性がある。そのため，食直前に服用させるよう指導する。

**薬物名**

　ナテグリニド（nateglinide），ミチグリニド（mitiglinide）

## 2.3 DPP-4阻害薬

**作用機序・薬理作用**

　インクレチン（incretin）は，膵臓からのインスリン分泌を促進し，血糖上昇作用のあるグルカゴン分泌を抑制し，血糖低下に働く消化管ホルモンの総称である。インクレチンには，GIP（gastric inhibitory polypeptide）と，GLP-1（glucagon-like peptide-1）が代表的なホルモンとして知られている。このGLP-1は，分解酵素であるDPP-4（ジペプチジルペプチダーゼ-4：dipeptidyl peptidase-4）により速やかに分解される。

　したがって，この酵素に対する阻害薬を用いてインクレチンの分解を阻害することで，高血糖の改善が期待できる（図4-2）。

### 副作用

単独投与で低血糖を起こすことはほとんどないが，SU薬と併用する場合は，低血糖に十分注意が必要である。

### 薬物名

シタグリプチン（sitagliptin），ビルダグリプチン（vildagliptin），アログリプチン（alogliptin），リナグリプチン（linagliptin）ほか

## 2.4 ビグアナイド薬

### 作用機序・薬理作用

ビグアナイド薬（BG：biguanide）にはインスリン分泌促進作用はなく，肝臓での糖新生の抑制作用，末梢組織での糖取り込みの促進作用，消化管での糖吸収の抑制作用などにより血糖降下が得られる。このため，インスリン抵抗性改善薬と呼ばれる。特に肥満した糖尿病患者に有効である。

### 副作用

副作用として問題になるのは，乳酸アシドーシスである。高齢者，肝・腎機能障害者，アルコール多飲者では厳重な注意が必要である。特に，ヨード造影剤を使用する場合は，本薬剤の投与を一時中止するなどの措置をとる必要がある。

### 薬物名

ブホルミン（buformin），メトホルミン（metformin）

## 2.5 チアゾリジン薬

### 作用機序・薬理作用

チアゾリジン（thiazolidine）誘導体のピオグリタゾンには，インスリン分泌作用はなく，脂肪細胞の分化を促進する。すなわち，チアゾリジン薬が作用すると，前駆脂肪細胞を，インスリン抵抗性の原因となるTNF-$\alpha$（tumor necrosis factor-$\alpha$，マクロファージが産生する抗腫瘍効果があるタンパク質）の分泌が少なく，インスリン抵抗性を起こしにくい小型の脂肪細胞へと分化させる。このため，BGと同様にインスリン抵抗性改善薬と呼ばれている。

1日1回朝食前または食後服用となっている。しかし，SU薬や$\alpha$-グルコシダーゼ阻害薬と併用されることが多く，患者が決められたとおりに確実に服薬できるように（服薬コンプライアンスという），食前か食後服用を他の薬剤と同一にしたほうがよいと思われる。

### 副作用

副作用として，水・ナトリウムの貯留がみられる。心不全患者では心不全の進行がみられるため禁忌である。単独で使用しても低血糖はないが，SU薬との併用では低血糖に注意が必要である。

**薬物名**

ピオグリタゾン（pioglitazone）

## 2.6 α-グルコシダーゼ阻害薬

**作用機序・薬理作用**

小腸粘膜上皮細胞に存在する二糖類分解酵素であるα-グルコシダーゼ（α-glucosidase）を阻害することで，小腸からの糖の分解・吸収が遅れ，食後高血糖が是正される。したがって，空腹時血糖はあまり高くないが，食後高血糖がみられる軽症の2型糖尿病に，初回治療として単独で用いられることが多い。また，インスリンやSU薬を使用中の患者でも，食後高血糖がかなり高い例では併用されることもある。

食後に服用すると効果がかなり減弱するので，必ず食直前に服用させるように説明する。

**副作用**

腸管内に未消化の糖質が増加するため，服用開始時には，腹痛，腹部膨満感，放屁などの消化器症状がみられることが多い。このため，最初はやや少量から投与を開始する。また，SU薬やインスリンとの併用によって起こる低血糖時には，砂糖（ショ糖）を摂取させてもブドウ糖への分解ができず吸収が遅れるので，純粋なブドウ糖を摂取させる必要がある。このため，患者への説明が大切であり，同時にブドウ糖も処方するとよい。

**薬物名**

ボグリボース（voglibose），アカルボース（acarbose），ミグリトール（miglitol）

## 2.7 SGLT2阻害薬

**作用機序・薬理作用**

腎臓におけるブドウ糖の再吸収は，その90％が近位尿細管の$S_1$セグメントに存在するSGLT2（ナトリウム・グルコース共輸送担体2，sodium-glucose co-transporter 2）により行われ，残りが$S_3$セグメントのSGLT1で行われている。SGLT2阻害薬は，小腸におけるブドウ糖の吸収に影響することなく，腎臓でのブドウ糖の再吸収を抑制することが可能である。また，インスリン分泌を促す働きはないため，単独で用いると低血糖は起こしにくい。

**副作用**

高度の尿糖が出るため，尿路感染症には注意が必要である。また，浸透圧利尿により尿量が増加し，脱水症となる危険性がある。

**薬物名**

イプラグリフロジン（ipragliflozin），ダパグリフロジン（dapagliflozin）ほか

## 3 糖尿病の注射薬療法

### 3.1 インスリン

**作用機序・薬理作用**

インスリン（insulin）製剤は，以前はウシやブタの膵臓由来のものが用いられた時代もあったが，現在は，遺伝子工学の手法による遺伝子組み換えヒトインスリンが合成されている。また，ヒトインスリンのアミノ酸配列の一部を置換したインスリアナログ製剤も使用されている。

インスリン製剤は，作用発現時間と作用持続時間から，超速効型，速効型，中間型，混合型，持効型溶解インスリンに分類される。

インスリン治療の適応症例は，絶対的適応として１型糖尿病があるが，その他，糖尿病昏睡，重症感染症の併発，糖尿病合併妊娠が含まれる。２型糖尿病でもインスリン依存状態の場合，感染症などでは絶対的適応となる。

一方，相対的な適応として，２型糖尿病で食事，運動，経口糖尿病薬療法で血糖コントロールが悪い例や，重症の肝・腎機能障害を持ち食事療法でコントロールが不十分な例などがある。

**副作用**

インスリン療法の副作用として，まず低血糖があげられる。これには，低血糖に対する適切な処置や，血糖自己測定による効果的な予防などの患者教育が必要である。

また，適切に食事療法が行われていないときの体重増加も問題となる。その他の副作用として，抗インスリン抗体によるインスリン抵抗性，インスリンアレルギー，インスリン浮腫のほか，リポジストロフィーといわれる注射部位の萎縮などがみられる。

---

**コラム　インスリン持続皮下注入療法**

インスリンを使用している患者で，頻回の注射を行っても良好な血糖コントロールが得られない場合に使用される。超速効型インスリンを，小型のポンプを内蔵した機械で，皮下に留置された細いチューブを通して24時間持続的に皮下注射する方法である。最近はかなり小型化され，ポケットなどに入れて使用可能である。

血糖を正常に保つための少量の基礎インスリンを24時間注入するだけでなく，食事に合わせて追加インスリンをボタン操作で注入することができる。インスリンを注入するパターンを適切に変更することで低血糖のリスクが軽減し，患者のQOLが高まる。欧米では以前から多く用いられていたが，わが国でも使用症例が増えてきつつある。

## 3.2 GLP-1受容体作動薬

**作用機序・薬理作用**

　GLP-1（glucagon-like peptide-1）は，小腸から分泌されるインクレチンホルモンである。GLP-1の作用は，インスリン分泌増加，グルカゴン分泌抑制，満腹感の促進による食事摂取の抑制などである。しかし，GLP-1を投与すると，DPP-4により速やかに分解されてしまう。このため，DPP-4の分解を受けにくいGLP-1アナログが開発された（図4-2）。使用方法は，インスリンと同じく1日1回から2回皮下注射による投与を行う。

　なお，インスリンの代替薬ではないことを患者に十分説明する必要がある。

**副作用**

　GLP-1アナログのインスリン分泌作用は血糖依存性であるため，単独では低血糖を起こしにくい。

**薬物名**

　リラグルチド（liraglutide），エキセナチド（exenatide），リキシセナチド（lixisenatide）

# 4　低血糖とシックデイ

　血糖降下薬を使用しているときには，どの薬剤であっても常に低血糖の副作用がないかをチェックする必要がある。薬剤によっては低血糖が出やすいものがあり，特にSU薬には十分注意しなければならない。比較的低血糖を起こさないとされているDPP-4阻害薬の単独使用でも0.5～4％ぐらいの低血糖が出現しており，SU薬との併用では10％以上にも及んでいるとの報告もある。

　低血糖の症状は，軽い場合は，空腹感，あくび，無気力，倦怠感などであるが，重症になると，冷や汗，頻脈，ふるえと進み，ついには，意識消失，けいれん，昏睡となり，不幸の転帰をとる場合もある。

　また，比較的血糖値が正常に保たれている患者でも，感染症などによる発熱，下痢，嘔吐をきたし，食欲不振のため食事がとれない場合を，シックデイと呼ぶ。この場合には，まず，主治医と相談することが必要である。経口糖尿病薬やインスリン治療を行っている患者は，絶対に自己判断でこれらの薬剤を中止してはならない。

　インスリン治療を行っている患者は，シックデイのときにインスリン拮抗ホルモンの影響で，食事が少なくても血糖値が上昇することがある。少なくとも，1日1,000mL以上の水分摂取と，インスリン量を調節しながら注射を継続することが重要である。

# II 脂質異常症と治療薬

## 1 脂質異常症とは

血清脂質を構成するものは，コレステロール，トリグリセライド（TG；中性脂肪），リン脂質，遊離脂肪酸の4つである。このうち，コレステロールとトリグリセライドのいずれか，または両者が増加した状態を高脂血症という。「動脈硬化性疾患予防ガイドライン2007年版」で，HDLコレステロールが低い場合も含めて，脂質異常症と命名された（表4-3）。

脂質異常症自体は，大方は明らかな症状は認められず，気づかれずに放置されている場合が多い。しかし，脂質異常症は動脈硬化症の重要な危険因子となっており，このことは，多くの動物実験や，国内外の疫学的な研究により証明されてきた。したがって，冠動脈疾患，脳血管障害，末梢動脈疾患その他の動脈硬化性疾患を引き起こす可能性があり，早期発見，早期治療が必要である。

### 1.1 脂質異常症の分類

血清脂質は，血中ではアポタンパク質と複合体を形成して粒子状のリポタンパク質として存在している。リポタンパク質の分類は密度によって行われ，軽いほうからカイロミクロン，超低比重リポタンパク質（VLDL），低比重リポタンパク質（LDL），中間比重リポタンパク質（IDL），および高比重リポタンパク質（HDL）に分けられる。

高脂血症の分類は，血清リポタンパク質のパターンのみでなされる場合があり，WHO（世界保健機関）の表現型分類といわれ，臨床上よく使用されている。これは，ⅠからⅤ型に分けられ，Ⅱ型はさらにⅡaとⅡbのサブタイプに分類されている。Ⅰ型高脂血症はカイロミクロン，Ⅱa型高脂血症はLDL，Ⅱb型高脂血症はLDLとVLDL，

**表4-3 脂質異常症の診断基準（空腹時採血）**[*]

| LDLコレステロール | 140mg/dL以上 | 高LDLコレステロール血症 |
|---|---|---|
| | 120～139mg/dL | 境界域高LDLコレステロール血症[**] |
| HDLコレステロール | 40mg/dL未満 | 低HDLコレステロール血症 |
| トリグリセライド | 150mg/dL以上 | 高トリグリセライド血症 |

・LDLコレステロールはFriedewaldの式（TC－HDL-C－TG/5）で計算する（TGが400mg/dL未満の場合）。
・TGが400mg/dL以上や食後採血の場合にはnon HDL-C（TC－HDL-C）を使用し，その基準はLDL-C＋30mg/dLとする。
[*]10-12時間以上の絶食を「空腹時」とする。ただし，水やお茶などカロリーのない水分の摂取は可とする。
[**]スクリーニングで境界域高LDL-C血症を示した場合は，高リスク病態がないか検討し，治療の必要性を考慮する。
出典）日本動脈硬化学会編：動脈硬化性疾患予防のための脂質異常症治療ガイド2013年版，日本動脈硬化学会，2013

表4-4　脂質異常症の表現型分類

| 表現型 | Ⅰ | Ⅱa | Ⅱb | Ⅲ | Ⅳ | Ⅴ |
|---|---|---|---|---|---|---|
| 増加するリポ蛋白分画 | カイロミクロン | LDL | LDL<br>VLDL | レムナント | VLDL | カイロミクロン<br>VLDL |
| コレステロール | → | ↑～↑↑↑ | ↑～↑↑ | ↑↑ | →または↑ | ↑ |
| トリグリセライド | ↑↑↑ | → | ↑↑ | ↑↑ | ↑↑ | ↑↑↑ |

出典）日本動脈硬化学会編：動脈硬化性疾患予防のための脂質異常症治療ガイド2013年版，日本動脈硬化学会，2013

表4-5　原発性高脂血症の分類

| 1．原発性高カイロミクロン血症 | |
|---|---|
| ①　家族性リポ蛋白リパーゼ（LPL）欠損症 | ③　原発性Ⅴ型高脂血症 |
| ②　アポリポ蛋白C-Ⅱ欠損症 | ④　その他の原因不明の高カイロミクロン血症 |
| 2．原発性高コレステロール血症 | |
| ①　家族性高コレステロール血症 | ②　家族性複合型高脂血症 |
| 3．内因性高トリグリセライド血症 | |
| ①　家族性Ⅳ型高脂血症 | ②　特発性高トリグリセライド血症 |
| 4．家族性Ⅲ型高脂血症 | |
| 5．原発性高HDLコレステロール血症 | |

※厚生省特定疾患原発性高脂血症調査研究班による分類

　Ⅲ型高脂血症はレムナント，Ⅳ型高脂血症はVLDL，Ⅴ型高脂血症はカイロミクロンとVLDLが増加した病態である。表4-4に脂質異常症の表現型分類を示した。

　また，脂質異常症は，基礎疾患の認められない原発性（一次性）高脂血症と，基礎疾患に引き続いて発症する続発性（二次性）高脂血症とに分類される。原発性高脂血症は，病態や遺伝子異常により分類されている（表4-5）。一方，続発性高脂血症は，甲状腺機能低下症やネフローゼ症候群，糖尿病や，薬剤，アルコールなどで発症したもので，原因疾患の治療が奏功すると改善されることが多い（表4-6）。

> **コラム　脂質異常症の新しい指標，non-HDLコレステロール**
>
> 　non-HDLコレステロールという指標が，最近，脂質異常症の評価法として使用されるようになった。これは，単純に総コレステロールからHDLコレステロールを差し引いたものである。
>
> 　今日まで使用されているLDLコレステロールは，検査施設で結果にばらつきがあるため，「総コレステロール－HDLコレステロール－1/5TG」という式（フリードワルドの式）が一般的に用いられている。しかし，TGが400 mg/dLを超えた場合はこの式を使うことができない。一方，non-HDLコレステロールは，HDLコレステロールと同様に採血時に空腹でなくてもよいという大きな利点がある。2012年に示された日本動脈硬化学会のガイドラインでは，non-HDLコレステロールの管理目標値は，LDLコレステロール＋30 mg/dLとされている。

### 表4-6 続発性高脂血症の分類

| A. 高コレステロール血症 | B. 高トリグリセライド血症 |
|---|---|
| 1）甲状腺機能低下症<br>2）ネフローゼ症候群<br>3）原発性胆汁性肝硬変<br>4）閉塞性黄疸<br>5）糖尿病<br>6）クッシング症候群<br>7）薬剤（利尿薬・β遮断薬・コルチコステロイド・経口避妊薬・サイクロスポリンなど） | 1）飲酒<br>2）肥満<br>3）糖尿病<br>4）クッシング症候群<br>5）尿毒症<br>6）SLE<br>7）血清蛋白異常症<br>8）薬剤（利尿薬・非選択性β遮断薬・コルチコステロイド・エストロゲン・レチノイドなど） |

出典）日本動脈硬化学会編：動脈硬化性疾患予防のための脂質異常症治療ガイド2013年版，日本動脈硬化学会，2013

## 1.2　脂質異常症の治療方針

　脂質異常症の治療では，まず，基礎疾患の有無を確認する。表4-6に示すような原疾患が確認されれば，何よりもその治療を優先させる。基礎疾患のないものについては，個々の患者のリスクを評価して治療方針を決定する。例えば，冠動脈疾患の既往のないものには，生活習慣の改善のために食事療法，運動療法を行い，禁煙指導を行う。一方，冠動脈疾患があれば，生活習慣の改善とともに薬物療法を考慮する。

　薬物療法の基本的な考え方として，まずLDLコレステロールが高い場合は，HMG-CoA還元酵素阻害薬（スタチン）を第一選択とする。効果があまり得られないときは，陰イオン交換樹脂や小腸コレステロールトランスポーター阻害薬（エゼチミブ）を併用する。LDLコレステロールとTGが高い場合は，スタチン，エゼチミブ，フィブラート系薬を単独で用いるか併用する。TGが高い場合は，フィブラート系薬，ニコチン酸誘導体，イコサペント酸エチルを使用する。

　主な脂質異常症の治療薬と作用点を図4-3に示す。

## 2　脂質異常症の薬物療法

### 2.1　HMG-CoA還元酵素阻害薬（スタチン）

**作用機序・薬理作用**

　コレステロール合成過程における律速酵素であるヒドロキシメチルグルタリルCoA（HMG-CoA：hydroxymethylglutaryl coenzyme A）還元酵素を拮抗的に阻害する。この結果，肝臓内のコレステロールは低下し，これを補うために肝臓のLDL受容体の数を増加させ，血中からのLDLの取り込みの促進が起こり，血中LDLコレステロールは強く低下する。スタチンのLDLコレステロール低下作用は，脂質異常症治療薬の中で最強で，最も広く使用されている。

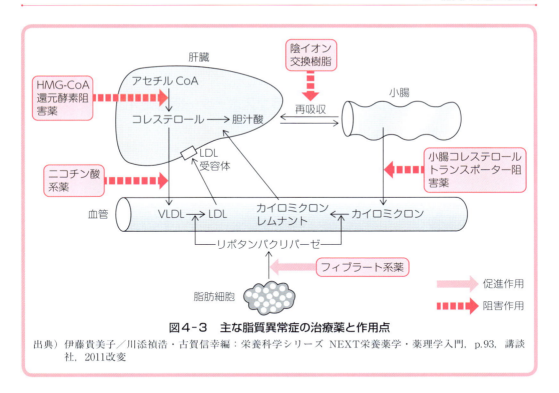

図4-3 主な脂質異常症の治療薬と作用点
出典）伊藤貴美子／川添禎浩・古賀信幸編：栄養科学シリーズ NEXT栄養薬学・薬理学入門，p.93，講談社，2011改変

　スタチンには，グレープフルーツジュースとの関係についての報告がある。グレープフルーツジュースに含まれるフラノクマリン類が，小腸粘膜上皮細胞に存在する酵素であるシトクロムP450（CYP450：cytochrome P450）のアイソザイムの一つのCYP3A4の活性を低下させる。このため，薬剤が分解される割合が低下して効果が増強する。ただ，プラバスタチンは大量に服用しても体内動態の影響がないとされている。しかし，他の薬剤は血中濃度の上昇が報告されており，原則的には服用時のグレープフルーツジュースは控えるべきである。

　また，セントジョーンズワート（セイヨウオトギリソウ）は，抗うつ作用のある薬用植物で，わが国ではサプリメントとして使用されている。小腸にある排出トランスポーターであるP-糖タンパク質や，CYP3A4の活性を高める作用がある。このため，シンバスタチンやアトルバスタチンの薬剤効果を低下させるため，併用は控えなければならない。なお，肝臓でのコレステロールの合成は夜間に多くなるので，スタチン類は通常は夕食後に服用させる。

### 副作用

　副作用として，横紋筋融解症，肝障害，ミオパチーなどがある。また，スタチンには催奇形性の可能性が報告されているので，妊娠中，妊娠可能性のある女性，授乳中は控えるべきである。

### 薬物名

　プラバスタチン（pravastatin），シンバスタチン（simvastatin），フルバスタチン

(fulvastatin), アトルバスタチン (atorvastatin), ピタバスタチン (pitavastatin), ロスバスタチン (rosuvastatin)。後者の3剤がより作用が強力であり, ストロングスタチンと呼ぶ。

## 2.2 小腸コレステロールトランスポーター阻害薬（エゼチミブ）

#### 作用機序・薬理作用

エゼチミブは, 小腸粘膜に存在するコレステロールトランスポーターであるNPC1L1を阻害し, 胆汁性および食事性のコレステロールの吸収を選択的に阻害する。しかし, ビタミンAやDなどの脂溶性ビタミンの吸収には影響しない。

#### 副作用

エゼチミブの副作用には特異的なものはないが, スタチンとの併用で肝機能障害が強くみられることがある。ほかに消化器症状がある。

#### 薬物名

エゼチミブ（ezetimibe）

## 2.3 胆汁酸再吸収阻害薬（陰イオン交換樹脂）

#### 作用機序・薬理作用

腸管内で胆汁酸と結合し, 小腸からの胆汁酸の再吸収を阻害して便中に排泄する。この結果, 肝臓でのコレステロールから胆汁酸への異化を亢進させ, 血中のLDLコレステロールが減少する。しかし, 血中のTGを上昇させるので, 高TG血症には用いない。

コレスチラミンは1回量が9gと多いので, 服薬コンプライアンスを確認する必要がある。また, これらの薬は脂溶性のビタミン（ビタミンA, D, E, K）の吸収を阻害してしまうので, 長期服用時にはビタミン不足にも注意が必要である。

#### 副作用

副作用は, 腹部膨満感, 便秘, 消化不良などが多くみられる。

#### 薬物名

コレスチラミン（colestyramine）, コレスチミド（colestimide）

## 2.4 コレステロール異化促進薬（プロブコール）

#### 作用機序・薬理作用

肝臓において, コレステロールから胆汁酸への異化亢進と胆汁への排泄促進作用がある。しかし, HDLコレステロールも低下する。また, LDLの抗酸化作用があり, 動脈硬化の進展を抑制することが示唆されている。このため, 家族性高コレステロール血症にも用いられる。

プロブコールを空腹時に服用すると, 吸収の低下があるとされる。これは, 食事により胆汁および膵液の分泌が促進され, 混合ミセルの形成に必要な胆汁酸などが供給

されるとともに、消化管上皮細胞からリンパ系への移行に必要なカイロミクロンの生合成が促進されるためと考えられている。このため、食直後に服用することが望ましい。

### 副作用
副作用として、QT延長に伴う心室性不整脈、失神がある。

### 薬物名
プロブコール（probucol）

## 2.5 フィブラート系薬

### 作用機序・薬理作用
肝細胞で種々のタンパク質合成を促進することで、リポタンパクリパーゼや肝性TGリパーゼ活性を高め、VLDLの合成を抑制し、血中TGを低下させる。また、HDLコレステロールの上昇もみられる。

### 副作用
副作用は、腹痛などの消化器症状が多く、横紋筋融解症もみられる。

### 薬物名
ベザフィブラート（bezafibrate）、フェノフィブラート（fenofibrate）、クロフィブラート（clofibrate）、クリノフィブラート（clinofibrate）

## 2.6 ニコチン酸誘導体

### 作用機序・薬理作用
遊離脂肪酸の肝臓への供給を減少させ、肝臓でのVLDLの合成を抑制する。また、リポタンパクリパーゼ活性を高めて、血中TGを低下させる。さらに、アポタンパクA-1の合成を促進し、HDLコレステロールを増加させる。

### 副作用
副作用として多いのは、末梢血管拡張による顔面紅潮である。このため、少量より投与を開始するか、食後すぐに服用させる。また、皮膚のかゆみもみられる。

---

**コラム　横紋筋融解症**

フィブラート系薬やスタチンの重大な副作用に横紋筋融解症がある。これは、薬剤により筋組織が破壊され、大量のミオグロビンが血中中に流出するものである。血液や尿中で高度のミオグロビンが検出され、クレアチンホスホキナーゼ（CPK）、アスパラギン酸アミノトランスフェラーゼ（AST）などの肝逸脱酵素も上昇する。高率に急性尿細管壊死を発症し、急性腎不全となる。

このため、薬剤使用中は、筋肉痛、脱力感などの症状に注意が必要である。

**薬物名**

ニコモール（nicomol），ニセリトロール（niceritrol），トコフェロールニコチン酸エステル（tocopherol nicotinate）

## 2.7 イコサペント酸エチル

**作用機序・薬理作用**

n-3系の多価不飽和脂肪酸であるイコサペント酸エチル（EPA）製剤で，肝臓でのVLDL合成を抑制し，血中TGを低下させる。また，血小板膜リン脂質中のEPAを増加させ，トロンボキサン$A_2$産生を抑制し，血小板凝集抑制作用を認める。

EPAはプロブコールと同様に，空腹時に服用すると吸収の低下があるとされるので，食直後に服用することが望ましい。また，噛まずに服用させる。

**副作用**

副作用として，発疹，出血がある。

**薬物名**

イコサペント酸エチル（ethyl icosapentate）

# III 高血圧症と治療薬

## 1 高血圧とは

血圧は"血液が血管壁につくり出す圧"であり，心臓から拍出される血液量（心拍出量）と末梢血管で起こる血液の流れへの抵抗（末梢血管抵抗）によってほぼ規定され，大動脈の弾力性，血液の循環量および粘性なども影響する。平均血圧は「心拍出量×末梢血管抵抗」で算出することができる。

血圧は，心臓が収縮して血液を送り出すときに高くなり，拡張して血液の流れが緩やかなときは低くなる。血液を送り出すときの最も高い血圧が収縮期血圧，拡張して血液の流れが緩やかなときの最も低い血圧が拡張期血圧である。さらに，収縮期血圧と拡張期血圧の差を脈圧といい，動脈硬化の指標の一つになっている。

表4-7に，成人の正常域血圧と高血圧を示す。高血圧症とは，この正常域血圧を超えて高く維持されている疾患であり，「高血圧治療ガイドライン2014」によれば，わが国の高血圧者数は，約4,300万人と推定されている。高血圧症は，脳血管障害，心疾患，腎疾患，および血管疾患の強力な原因疾患である。

### 1.1 高血圧症の分類

高血圧症は，原因を特定できない本態性高血圧症が，高血圧症全体のほぼ90％近くを占めるとされている。一方，ある特定の原因による高血圧症を二次性高血圧症とい

## Ⅲ 高血圧症と治療薬

表4-7 成人における血圧値の分類（mmHg）

| 分類 | | 収縮期血圧 | | 拡張期血圧 |
|---|---|---|---|---|
| 正常域血圧 | 至適血圧 | <120 | かつ | <80 |
| | 正常血圧 | 120〜129 | かつ/または | 80〜84 |
| | 正常高値血圧 | 130〜139 | かつ/または | 85〜89 |
| 高血圧 | Ⅰ度高血圧 | 140〜159 | かつ/または | 90〜99 |
| | Ⅱ度高血圧 | 160〜179 | かつ/または | 100〜109 |
| | Ⅲ度高血圧 | 180≧ | かつ/または | ≧110 |
| | （孤立性）収縮期高血圧 | ≧140 | かつ | <90 |

出典）日本高血圧学会高血圧治療ガイドライン作成委員会編：高血圧治療ガイドライン2014, p.19, 表2-5, 日本高血圧学会, 2014

い，約10％以上の高血圧患者が該当する。二次性高血圧の原因として，腎実質性高血圧，原発性アルドステロン症，腎血管性高血圧，睡眠時無呼吸症候群などがある。慢性腎臓病（CKD）では，50〜70％程度に高血圧症を合併することが知られている。

### 1.2 本態性高血圧症の治療方針

「高血圧治療ガイドライン2014」では，高血圧治療の目的を，「高血圧治療は高血圧の持続によってもたらされる心血管病の発症・進展・再発を抑制し，死亡を減少させることである。そして，高血圧患者が健常者とかわらない日常生活を送ることができるように支援することである」と定めている。高血圧症に関する臨床試験のメタアナリシス（複数の研究の結果を統合し，より高い見地から分析するための手法や統計解析）によると，収縮期血圧10 mmHg，拡張期血圧5 mmHgの低下により，心血管病のリスクは，それぞれ脳卒中で約40％，冠動脈疾患で約20％減少することを明らかにしている。

#### 1.2.1 高血圧患者の初診時管理計画

初診時に血圧が高い場合でも初診時だけでは判断せず，日を改めて複数回血圧を測定し，血圧が高値であることを確認する必要がある。その間に，家庭における血圧（家庭血圧）の測定をすることにより，白衣高血圧，および仮面高血圧の有無を確認する。さらに，二次性高血圧を除外しながら，臓器障害，高血圧以外に合併する心血管病の危険因子の有無や程度を検索して，血圧値を含めた患者の全体像としての心血管病発症リスクを評価する。図4-4に，高血圧患者の初診時の高血圧管理計画を示す。

---

**コラム　「健康日本21（第2次）」における血圧の目標**

「健康日本21（第2次）」では，食生活・身体活動・飲酒などの対策推進により，国民の収縮期血圧平均値を10年間で4 mmHg低下させることを目標としている。これにより，脳卒中死亡数が年間1万人，冠動脈疾患死亡数が年間5,000人減少すると推計されている。

第4章 生活習慣病と治療薬

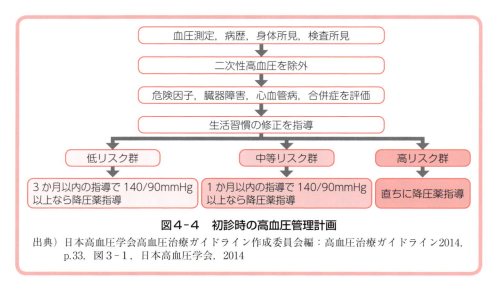

図4−4　初診時の高血圧管理計画
出典）日本高血圧学会高血圧治療ガイドライン作成委員会編：高血圧治療ガイドライン2014，p.33，図3−1，日本高血圧学会，2014

### 1.2.2　高血圧管理の治療対象となる患者

① 140/90 mmHg以上の高血圧患者
② 130/80 mmHg以上の者で，以下の合併症がある場合
　　脳卒中，心臓病，腎不全発症リスクが高い病態である糖尿病，タンパク尿陽性のCKD
③ 130～139/85～89 mmHgの正常高値血圧者でも，メタボリックシンドロームの合併がある場合，生活習慣修正の対象となる（表4−8）。さらに，正常血圧者においても，減塩，肥満是正，運動などの生活習慣修正による高血圧発症予防がポ

---

**コラム　白衣高血圧と仮面高血圧**

　白衣高血圧とは，診察室で測定した血圧が高血圧であっても，診察室外血圧では正常域血圧を示す状態をいう。白衣高血圧は，診察室血圧で140/90 mmHg以上の高血圧と診断された患者の15～30％がこれに相当し，その頻度は高齢者で増加する。診察室外血圧の測定は，通常の朝・晩に加え，昼間時間帯や夜間睡眠中の家庭血圧測定や，必要に応じて24時間自由行動下に血圧測定（ABPM：ambulatory blood pressure monitoring）を行う。

　仮面高血圧とは，診療室で測定した血圧が正常域血圧であっても，診察室外の血圧では高血圧を示す状態をさす。わが国のガイドラインでは，未治療者，および高血圧と診断された患者の両者を対象としている。仮面高血圧の病態は多様で，早朝高血圧，昼間高血圧，および夜間高血圧などがある。仮面高血圧は，正常域血圧を示す一般住民の10～15％，140/90 mmHg未満でコントロール良好な降圧治療中の高血圧患者の約30％にみられる。仮面高血圧の診断は，家庭血圧から始め，降圧治療中および合併症などの対象者については上記の白衣高血圧に準じる測定が望まれる。

**表4-8 生活習慣の修正項目**

| 1 | 減塩：減塩目標は6g/日未満である。 |
|---|---|
| 2 | 食事パターン：野菜・果物を積極的に摂取し*，コレステロールや飽和脂肪酸の摂取を控える。魚（魚油）の積極的摂取も推奨される。 |
| 3 | 減量：体格指数（BMI：体重（kg）÷［身長（m)$^2$］）25kg/m$^2$未満が目標であるが，目標に達しなくとも，約4kgの減量で有意な降圧が得られる。 |
| 4 | 運動：有酸素運動を中心に定期的に（毎日30分以上を目標に）運動を行う。 |
| 5 | 節酒：エタノールで男性20～30mL以下，女性10～20mL以下 |
| 6 | 禁煙：禁煙の推進と受動喫煙の防止に努める。 |
| 7 | その他：防寒や情動ストレスの管理を行う。 |

上記のポイントの複合的な生活習慣修正はより効果的である。
＊重篤な腎障害を持つ患者では高カリウム（K）血症をきたすリスクがあるので，野菜・果物の積極的摂取は推奨しない。糖分の多い果物の過剰な摂取は，肥満者や糖尿病などのカロリー制限が必要な患者では勧められない。
出典）日本高血圧学会高血圧治療ガイドライン作成委員会編：高血圧治療ガイドライン2014，p.40，表4-1，日本高血圧学会，2014より改変

ピュレーション戦略（集団全体の分布をリスクの低いほうへ誘導するやり方）として重要な課題となる。

### 1.2.3 生活習慣の修正

減塩，食事パターンおよび運動など生活習慣の修正は，それ自体で軽度の降圧が期待できる。さらに，生活習慣の修正により，降圧薬の作用の増強や減量につながることから，高血圧予防や降圧薬開始前のみならず，降圧薬開始後においても積極的に勧める。したがって，生活習慣の修正の教育・指導は，原則として，すべての高血圧患者に対して実施する。

## 2 高血圧治療薬

高血圧治療ガイドラインが定めている，降圧薬治療における第一選択薬（ⓐ～ⓓ）および関連降圧薬（ⓔⓕ）については以下のとおりである。

ⓐカルシウム（Ca）拮抗薬
ⓑアンジオテンシンⅡ受容体拮抗薬（ARB：angiotensin Ⅱ receptor blocker）
ⓒアンジオテンシン変換酵素（ACE：angiotensin converting enzyme）阻害薬
ⓓ利尿薬：サイアザイド系利尿薬，ループ系利尿薬，カリウム（K）保持性利尿薬
ⓔアドレナリン受容体拮抗薬：αまたはβ遮断薬，αβ遮断薬
ⓕ第一選択薬と併用療法（合剤）

### 2.1 Ca拮抗薬

**作用機序・薬理作用**

Ca拮抗薬は，膜電位性L型Caチャネルと結合することにより，血管平滑筋および心筋細胞内へのCa$^{2+}$の流入を抑制して，冠血管の拡張をきたす。特に，末梢細動脈

には高い感受性を示し，末梢の血管抵抗を低下させ，降圧作用を発揮する。

現在，降圧薬として利用されているCa拮抗薬は，ジヒドロピリジン系（DHP），ベンゾチアゼピン系（BTZ）がある。降圧薬としての目的では，主にDHP系Ca拮抗薬が使用され，現在使用されている降圧薬の中で最も降圧効果が強く，安価で，重篤な副作用が少ないことから，多くの症例で第一選択薬として使用されている。またDHP系Ca拮抗薬は，臨床用量域では心機能抑制作用はほとんどみられない。

### 副作用

動悸，頭痛，ほてり感，浮腫，歯肉増生，便秘などがある。催奇形性があるため，妊娠希望者と妊娠初期の高血圧には投与を避ける。短時間作用型のニフェジピンは，強力な降圧作用のため交感神経を活性化して頻脈をきたし，心臓の仕事量を増加させ，虚血性心疾患を増悪させる可能性がある。そのため，心不全や高度徐脈例には禁忌であり，潜在性心疾患を有する高齢者への投与，ジギタリスや$\beta$遮断薬の併用には十分注意する必要がある。

### 薬物名

- DHP系：ニフェジピン（nifedipine），ニカルジピン（nicardipine），アムロジピン（amlodipine）
- BTZ系：ジルチアゼム（diltiazem）

### 食べ物との相互作用

Ca拮抗薬は，グレープフルーツジュースの飲用によってもたらされる血中濃度の上昇が認められる。これは，グレープフルーツに含まれるフラノクマリン誘導体が，小腸上皮細胞の薬物代謝酵素系であるシトクロムP450のCYP3A4，および排出輸送担体であるP−糖タンパク質を阻害するためと考えられている（第2章Ⅰ−1参照）。

## 2.2 ARB

### 作用機序・薬理作用

ARBは，アンジオテンシンⅡ（ATⅡ）タイプ1（$AT_1$）受容体に結合し，ATⅡによる強力な血管収縮，体液貯留，交感神経活性を抑制することによって，降圧作用を発揮する。わが国では，Ca拮抗薬に次いで使用されている降圧薬であり，ほとんどすべての高血圧に対して第一選択薬として用いられる。心血管系の肥大・肥厚改善作用や動脈硬化進展阻止作用を有している。

一方，組織レベルにおいてはキマーゼ系などのACEを介さないATⅡの生産系がある。このATⅡの作用も受容体レベルで阻害する。図4−5に，レニン-アンジオテンシン系およびカリクレイン-キニン系におけるACE阻害薬およびARBの作用を示す。本薬剤投与により，フィードバック機構による血中のATⅡレベルは上昇し，$AT_1$受容体の心血管系作用に拮抗するタイプ2（$AT_2$）受容体を刺激すると想定されている。ARBの投与は，単独もしくはCa拮抗薬，利尿薬と併用され，Ⅰ度からⅢ度までの高血圧に適用される。

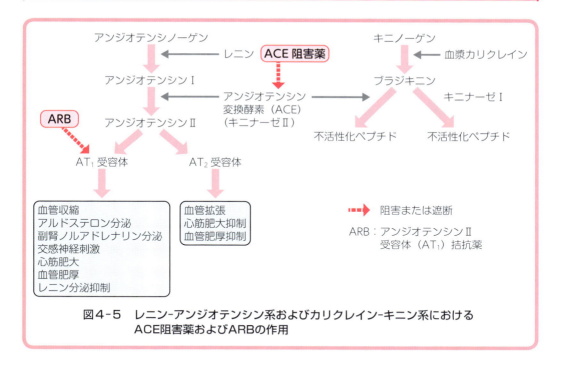

**図4-5 レニン-アンジオテンシン系およびカリクレイン-キニン系における ACE阻害薬およびARBの作用**

### 副作用

ACE阻害薬と異なり、キニン系に対するブラジキニンの蓄積に起因する空咳などの副作用がなく、用量にかかわらず、副作用は低頻度である。本薬剤は、アルドステロン分泌抑制による尿中へのK排泄抑制作用のため、高K血症を起こす場合があり、K保持性利尿薬（スピロノラクトンなど）との併用に注意が必要である。また、妊婦や授乳婦への投与は禁忌であり、重症肝障害患者には慎重投与となる。

### 薬物名

ロサルタン（losartan）、カンデサルタン（candesartan）、バルサルタン（valsartan）、オルメサルタン（olmesartan）

## 2.3 ACE阻害薬

### 作用機序・薬理作用

ACE阻害薬は、強力な昇圧系である血中および組織中のレニン-アンジオテンシン系におけるACE活性を阻害することにより、血管収縮因子ATⅡ産生を抑制する。血圧上昇と交感神経系およびレニン-アンジオテンシン系の関係を図4-6に示す。

また、図4-5に示しているように、レニン-アンジオテンシン系およびカリクレイン-キニン系におけるACEは、ブラジキニン不活性化酵素キニナーゼⅡと同じ酵素である。そのため、カリクレイン-キニン系の血管弛緩因子であるブラジキニンの増加による降圧作用にも寄与している。

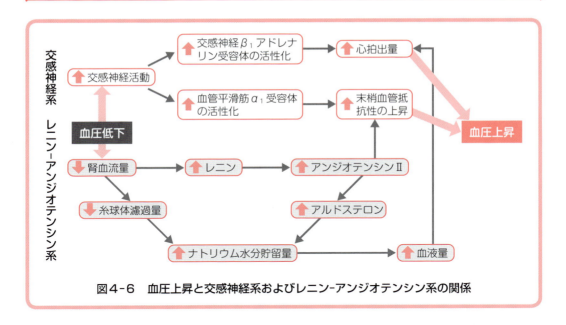

**図4-6 血圧上昇と交感神経系およびレニン-アンジオテンシン系の関係**

**副作用**

カリクレイン-キニン系に対するブラジキニンの蓄積に起因する空咳は、ACE阻害薬服用者の20〜30％という高頻度でみられる。最近、2型糖尿病治療薬のDPP-4阻害薬との併用で、血管神経性浮腫が増加するとの報告がある。本薬剤の服用中に血管神経性浮腫が起こった場合、呼吸困難により重篤化するおそれがあるため、投与を中止し、適切な処置をとる必要がある。また、ARBと同様に、本薬剤はアルドステロン分泌抑制による尿中へのK排泄抑制作用のため、高K血症を起こす場合があり、K保持性利尿薬（スピロノラクトンなど）との併用に注意が必要である。同薬剤の妊婦や授乳婦への投与は禁忌である。

**薬物名**

カプトプリル（captopril）、エナラプリル（enalapril）、リシノプリル（lisinopril）。

これらのACE阻害薬は経口投与の吸収をよくするため、プロドラッグとして投与され、肝臓のエステラーゼで分解されて活性型となる。

## 2.4 利尿薬

### 2.4.1 サイアザイド系利尿薬

**作用機序・薬理作用**

遠位尿細管および接合尿細管で主に$Na^+/Cl^-$共輸送系を抑制し、水の排泄を増加させる。また、$K^+$、$Mg^{2+}$（マグネシウムイオン）の排泄を増加させる。遠位尿細管等での水の再吸収を抑制することにより、循環血液量を減少させるが、長期的には末梢血管抵抗を低下させることにより降圧作用を示す利尿薬である。

**副作用**

低K血症，低Mg血症等の電解質代謝異常，耐糖能低下，高尿酸血症，高TG血症などの代謝系への悪影響がある。低K血症の予防には，K製剤，K保持性利尿薬などを併用し，K含有の多い柑橘類などの摂取を奨励する。

**薬物名**

ヒドロクロロチアジド（hydrochlorothiazide），トリクロルメチアジド（trichlormethiazide），ベンチルヒドロクロロチアジド（benzylhydrochlorothiazide）

### 2.4.2 ループ利尿薬

**作用機序・薬理作用**

ループ利尿薬は，ヘンレ（Henle）係蹄上行脚の管腔側から$Na^+/K^+/2Cl^-$共輸送系を阻害することから，$Na^+$と$Cl^-$の再吸収を抑制し，強力な利尿効果を示す。また，本薬剤は，近位尿細管でも管腔内へ分泌され，$Na^+/K^+/2Cl^-$共輸送系の阻害により，$Na^+$と$Cl^-$の再吸収を抑制することにより，尿の濃縮機構を抑制し，糸球体濾過量の20～30％の水とNaClを尿中に排泄させる。

**副作用**

副作用として，強力な利尿作用により急性の脱水，電解質の損失を起こし，その結果，低Na血症，低K血症等の電解質代謝異常，高尿酸血症などを引き起こす。低K血症の予防にはK製剤，K保持性利尿薬などを併用し，K含有の多い柑橘類などの摂取を指導する。また，聴覚障害があらわれやすく，特に，アミノ配糖体系抗生物質第8脳神経障害（聴覚障害），および腎毒性の増強に注意が必要である。

**薬物名**

フロセミド（furosemide），ブメタニド（bumetanide），ピレタニド（piretanide）

### 2.4.3 K保持性利尿薬

K保持性利尿薬は，単独投与では利尿降圧効果は弱く，サイアザイド系やループ系の利尿薬による低K血症の阻止，利尿降圧効果の増強のため補助的に用いられることが多い。さらに，ジギタリス投与を受けている患者にみられる低K血症や，ジギタリス中毒の予防に使用される。

本薬剤には，アルドステロン拮抗薬であるスピロノラクトンと，$Na^+$チャネルに直接作用するトリアムテレンがある。

**副作用**

共通の副作用として，高K血症となる可能性があり，特に，腎機能低下の症例ではその危険が大きい。また，ACE阻害薬，ARBとの併用では，さらに注意が必要である。

#### 2.4.3a アルドステロン拮抗薬

**作用機序・薬理作用**

アルドステロン拮抗薬は，皮質集合管でのアルドステロンの$Na^+$，$H^+$の分泌を促進する作用に対して，アルドステロン受容体に結合して，アルドステロン作用を拮抗

阻害する。一般に，ループ系，サイアザイド系利尿薬の補助薬として適用する。抗アルドステロン薬として，原発性ないし二次性アルドステロン症に対しても適用される。

#### 副作用
共通する副作用以外に，抗アンドロゲン作用，エストロゲン作用を有しているため，長期投与により女性化乳房を起こす。

#### 薬物名
スピロノラクトン（spironolactone），エプレレノン（eplerenone），カンレノ酸塩（canrenoate）

### 2.4.3b　トリアムテレン

#### 作用機序・薬理作用
トリアムテレン（triamterene）は，アルドステロンに拮抗して遠位尿細管において$Na^+$と$K^+$および$H^+$の交換を抑制し，$Na^+$の再吸収を阻害することにより利尿および降圧作用を示す。また，アルドステロンの欠如しているアジソン氏病でも利尿効果を示すことから，尿細管での直接作用が考えられている。

#### 副作用
上記の共通した副作用以外に，食欲不振，悪心・嘔吐，口渇，下痢，過敏症，めまい，頭痛等を起こす。

## 2.5　アドレナリン受容体拮抗薬

アドレナリン受容体拮抗薬（adrenergic receptor antagonists）は，$\alpha$または$\beta$受容体に特異的に結合して，カテコールアミンの$\alpha$作用および$\beta$作用を遮断する。本薬剤には，$\alpha$遮断薬および$\beta$遮断薬がある。

### 2.5.1　$\alpha$遮断薬（選択的$\alpha_1$受容体遮断薬）

#### 作用機序・薬理作用
選択的$\alpha_1$受容体遮断薬は，シナプス後膜$\alpha_1$受容体に特異的に結合して，末梢血管を拡張させ，末梢血管抵抗性を減少させることにより降圧作用を示す。本薬剤は，心拍数，心拍出量，心筋収縮性・心筋酸素消費量および心仕事量にはほとんど変化を与えないため，心機能への影響は少ない。本薬剤の脂肪代謝に対する作用としては，血清コレステロールの低下，HDLコレステロールの上昇，TGの低下が報告されている。

他方，非選択的$\alpha$-アドレナリン受容体遮断薬には，フェントラミン（phentolamine）があり，過剰の循環アドレナリンやノルアドレナリンを生じる褐色細胞腫の手術前・手術中の発作性高血圧の血圧下降や血圧調整に用いられる。

#### 副作用
徐脈，起立性低血圧，めまい，ほてり，潮紅，立ちくらみ，頭痛，食欲不振などがある。

#### 薬物名
プラゾシン（prazosin），テラゾシン（terazosin），ドキサゾシン（doxazosin），ブナ

ゾシン（bunazosin）

## 2.5.2 β遮断薬

**作用機序・薬理作用**

　β遮断薬は，シナプス後膜β受容体に特異的に結合して，カテコールアミンのβ作用を競合的に抑制する。本薬剤は，高血圧，労作性狭心症，不整脈などの治療や予防に使用されている。降圧作用については，心拍出量の低下，レニン生産の抑制，中枢での交感神経抑制作用などの機序が考えられている。β受容体には$β_1$（心臓促進性），$β_2$（平滑筋弛緩性），$β_3$（脂肪分解促進性）のサブタイプある。

**β遮断薬の分類**　（表4-9にβ遮断薬の分類を示す）

① 受容体の選択性：$β_1$，$β_2$受容体のいずれにも拮抗する非選択性薬剤，比較的$β_1$受容体に選択性を有する$β_1$選択性薬剤に分類される。

② 内因性交感神経刺激作用（ISA）：β遮断薬自体がβ受容体刺激作用を有することを意味する。ISAを有する$β_1$遮断薬による降圧作用では，$β_1$遮断による心収縮力や心拍数の抑制に加えて，$β_2$受容体刺激作用による血管拡張がみられる。また，$β_2$受容体刺激作用は，気管支喘息患者の高血圧治療には利点となる。

③ 脂溶性・水溶性：脂溶性は腸管吸収がよく肝で代謝を受けるため，血中濃度に個人差が大きい。また，半減期が短いものが多い。血液脳関門を通過するため不眠，うつ等の中枢性副作用が出やすい。他方，水溶性は代謝されにくく安定した血中濃度が得られるが，腎機能低下例では減量する必要がある。

④ 膜安定化作用（MSA）：細胞膜の$Na^+$チャネル（または$Ca^{2+}$チャネル）を遮断する作用で，心収縮力を低下させる効果が強まる。MSAによる局所麻酔作用，キニジン様作用を示すが，臨床的には影響は少ない。

**副作用**

　共通の副作用には，うっ血性心不全悪化，徐脈，心ブロック，気管支喘息誘発，眠け，頭痛，めまい，食欲不振，腹痛，倦怠感，悪夢，涙液分泌減少などがある。

　代謝に対する，次のような副作用もみられる。

① 患者の低血糖の認識を鈍らせる。したがって，糖尿病合併症の症例には慎重投与が必要である。

② 脂質代謝への悪影響がみられる。内因性β遮断薬による血清TGの増加とHDLコレステロールの低下がみられる。

### 2.5.2a 非選択性β-アドレナリン受容体遮断薬

　非選択性β-アドレナリン受容体遮断薬は，カテコールアミンの$β_1$（心臓促進性）作用，および，$β_2$（血管，気管支などの平滑筋弛緩性）作用の両方を遮断する。

**薬物名**

　プロプラノロール（propranolol），アルプレノロール（alprenolol），ピンドロール（pindolol），カルテオロール（carteolol），ナドロール（nadolol）

### 表4-9　β遮断薬の分類（Prichard分類より引用）

| 分類 | ISA | MSA | 一般名 | β遮断** 効力比 | 高血圧 | 狭心症 | 不整脈 | 中枢移行性 |
|---|---|---|---|---|---|---|---|---|
| 非選択性 $\beta_1$, $\beta_2$ 遮断薬 | ＋ | ＋ | アルプレノロール | 1 | × | ○ | ○ | ＋ |
| | − | ＋ | プロプラノロール | 1 | ○ | ○ | ○ | ＋ |
| | ＋ | − | ピンドロール | 15〜40 | ○ | ○ | ○ | ＋ |
| | ＋ | − | カルテオロール | 5〜15 | ○ | ○ | ○ | − |
| | − | − | ナドロール | 5 | ○ | ○ | ○ | − |
| 選択性 $\beta_1$ 遮断薬 | ＋ | ＋ | アセブトロール | 0.1 | ○ | ○ | ○ | − |
| | − | ＋ | メトプロロール | 0.8〜1.0 | ○ | ○ | ○ | ＋ |
| | − | − | アテノロール | 1 | ○ | ○ | ○ | − |
| | − | − | ビソプロロール | 4〜5 | ○ | ○ | ○ | − |
| α, β 遮断薬 | ＋ | ＋ | ラベタロール（1:3）* | 0.3 | ○ | × | × | ＋ |
| | − | − | アロチノロール（1:8）* | 5 | ○ | × | × | − |
| | − | − | アモスラロール（1:1）* | 0.25 | ○ | × | × | − |

＊カッコ内はα：βの遮断作用の比。　　＊＊β遮断効力比（プロプラノロール＝1）
出典）Prichard BNC：*Br. J. Clin. Pharmac.*, **5**, 379-399, 1978

#### 2.5.2b　$\beta_1$アドレナリン受容体遮断薬

$\beta_1$遮断薬は，非選択性薬剤に比較して，$\beta_2$受容体遮断作用，血管抵抗の上昇および気管支平滑筋の収縮が少ない。また本薬剤は，TGの増加，HDLコレステロールの低下や糖代謝への影響も少ない。一般に，閉塞性肺疾患，糖尿病，閉塞性動脈硬化症のある患者では選択性$\beta_1$遮断薬の適用が望ましい。

**薬物名**

アテノロール（atenolol），メトプロロール（metoprolol），アセブトロール（acebutolol），ビソプロロール（bisoprolol）

#### 2.5.2c　α, βアドレナリン受容体遮断薬（α, β遮断薬）

α, β遮断薬は，アドレナリンβ受容体（$\beta_1$, $\beta_2$）遮断作用に加えて，選択的$\alpha_1$受容体遮断作用を有する。$\alpha_1$遮断効果は，末梢血管の拡張および末梢血管抵抗性を減少させることにより降圧作用を示す。また本薬剤は，$\beta_1$遮断効果により反射性交感神経興奮を遮断し，さらに，$\beta_2$遮断効果に対する内因性交感神経刺激作用も末梢血管拡張に寄与する。

**薬物名**

ラベタロール（labetalol），アロチノロール（arotinolol），アモスラロール（amosulalol）

## 2.6　第一選択薬と併用療法（合剤）

第一選択薬を使用しても降圧目標を達成できない場合に，作用機序の異なる降圧薬を併用することによって，降圧効果を高める，副作用を打ち消し合うなど好ましい効果を得るための併用療法や合剤などがあり，臨床で用いられている。具体的には，2，3種類の薬剤を併用することが多い。また，異なるクラスの降圧薬の併用は，同一薬の倍量投与よりも効果が大きいことがメタアナリシスで示されている。利尿薬と

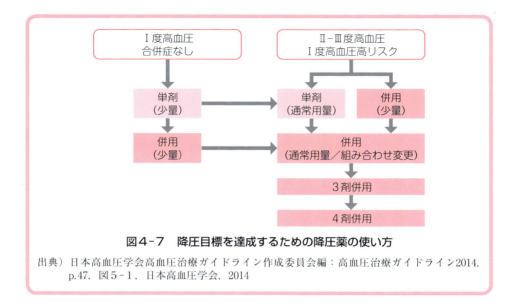

**図4-7　降圧目標を達成するための降圧薬の使い方**

出典）日本高血圧学会高血圧治療ガイドライン作成委員会編：高血圧治療ガイドライン2014，p.47，図5-1，日本高血圧学会，2014

　ACE阻害薬，あるいは，ARBのように副作用を打ち消し合う薬剤の併用の有効性については，薬理作用のうえからも支持される．図4-7に第一選択薬と併用療法を示す．

---

### コラム　ARBとサイアザイド系利尿薬の併用療法および配合剤

　アルドステロンは副腎の顆粒層に存在し，主としてレニン-アンジオテンシン系によって分泌が調節されている．アルドステロンは，遠位尿細管および皮質集合管における$Na^+$再吸収を促進し，尿中への$K^+$，$H^+$分泌を促す．

　ARBは$AT_1$受容体を遮断することにより，アンジオテンシンIIによる昇圧作用の抑制，および，アルドステロン産生も抑制するので，体内の$K^+$を保持するように作用することから，高K血症をきたす場合がある．一方，利尿薬は，遠位尿細管および接合尿細管で主に$Na^+/Cl^-$共輸送系を抑制し，水や$K^+$，$Mg^{2+}$の尿中への排泄を増加させ降圧作用を示す．また，レニン-アンジオテンシン系を刺激して$K^+$，$Mg^{2+}$の尿中への排泄を増加させる．

　このように，ARBと利尿薬の併用は，異なる作用機序による降圧作用を発現するので降圧効果は増強され，副作用は軽減されることになる．現在，臨床において使用されているARBと利尿薬（ヒドロクロロチアジド）による配合剤では，従来の利尿薬1錠に含まれる成分の1/2や1/4量となっており，利尿薬による低K血症，高尿酸血症などの副作用の軽減につながっている．

# Ⅳ 高尿酸血症と治療薬

## 1 高尿酸血症，痛風とは

### 1.1 高尿酸血症

　ヒトのプリン代謝の最終産物である尿酸は，体外からの食事と体内の核酸合成系のプリン体に由来しており，その最終産物として主に尿中に，また糞便中にも排泄される。血漿中の尿酸は腎糸球体でいったん濾過され，近位尿細管で95％が尿酸トランスポーター（URAT1）により再吸収されたのち，その約10％が尿中に排泄される。高尿酸血症の成因には，食習慣によるプリン体の過剰摂取，尿酸の合成亢進および尿中への尿酸排泄低下によるプリン体代謝異常がある。

　「高尿酸血症・痛風の治療ガイドライン（第2版）」では，高尿酸血症は尿酸塩沈着症（痛風関節炎，腎障害など）の病因であり，血清尿酸値が7.0mg/dLを超えるもので，性・年齢を問わないと定義している。これは，血清尿酸値は明らかに女性よりも男性が高値であるが，血清尿酸値の飽和濃度（尿酸が血液中に溶け込むことができる限界濃度）には男女差はないためとされている。

　血清尿酸値の上昇に伴ってメタボリックシンドロームの頻度は増加することから，血清尿酸値は，メタボリックシンドロームの臨床上のマーカーとしての役割が知られている。同ガイドラインでは，男女ともに，血清尿酸値が7.0mg/dL以下であっても，血清尿酸値の上昇とともにメタボリックシンドロームのリスクが高くなることが指摘されている。さらに，女性においては，男性に比較して低い血清尿酸値であるため，血清尿酸値が上昇する場合には，潜在する疾患の検査と生活指導の必要性を述べている。しかし，高尿酸血症ではないので，尿酸降下薬の適応にならないことも提示している。

**コラム　尿酸トランスポーター**

　尿酸トランスポーター1（URAT1/SLC22A12：urate transporter 1）は，有機アニオントランスポーター（SLC22）のファミリーに属し，腎臓の近位尿細管における尿酸再吸収を担い，有機アニオンの排泄を行うトランスポーターである。女性ホルモンであるエストロゲンは，URAT1のメッセンジャーRNAの分解を促進することにより，URAT1のタンパク質を減少させ，その結果，尿酸の排泄を増加させることが知られている。

表4-10 尿中尿酸排泄量と尿酸クリアランスによる病型分類

| 病型 | 尿中尿酸排泄量（mg/kg/時） | | 尿酸クリアランス（mL/分） |
|---|---|---|---|
| 尿酸産生過剰型 | ＞0.51 | および | ≧7.3 |
| 尿酸排泄低下型 | ＜0.48 | あるいは | ＜7.3 |
| 混合型 | ＞0.51 | および | ＜7.3 |

出典）日本痛風・核酸代謝学会ガイドライン改訂委員会編：高尿酸血症・痛風の治療ガイドライン（第2版），メディカルレビュー社，2010

## 1.2 痛風

痛風は，高尿酸血症が一定期間持続すると関節腔内に尿酸塩の結晶が沈着し，これが原因で起きる炎症反応であり，激痛を伴う急性関節炎発作が特徴的である。

痛風の発症機序は，炎症局所に遊走してきた好中球が尿酸結晶を貪食し，活性酸素やリソソーム酵素などのケミカルメディエータが生成放出され，さらに，浸潤した好中球は，滑膜組織とともに乳酸を生産し，炎症部位のpHを低下させ，尿酸の結晶化をさらに助長する。一般に痛風関節炎は，通常，急性の単関節炎では中年男性に好発し，母趾MP関節（足の親指付け根の関節）に最も多い。痛風発作は発症48時間以内にピークとなり，発赤，腫脹，自発痛を認め，約2週間で徐々に寛解に向かう。

ガイドラインによれば，生活習慣でのアルコールの摂取量は，痛風発症リスクを用量依存的に上昇させる。また，肉類，砂糖入りのソフトドリンク，果糖の摂取量が多い集団，BMIの高い集団は，痛風になりやすいことが報告されている。

## 1.3 高尿酸血症の病型分類

高尿酸血症は，尿酸産生過剰型，尿酸排泄低下型，混合型に大別される。

病型分類には，尿酸クリアランスおよびクレアチニン・クリアランス（Ccr）の測定を行う。表4-10に，尿中尿酸排泄量と尿酸クリアランスによる病型分類を示す。

## 1.4 高尿酸血症の治療方針（治療目標）

① 高尿酸血症の治療では，予後に関係する肥満，糖・脂質代謝異常などの合併症もきたしやすい高尿酸血症の発症に関連する生活習慣を改善することが，最も重要である。
② 痛風関節炎を繰り返す症例や痛風結節を認める症例は，薬物治療の適応となり，血清尿酸値を6.0 mg/dL以下に維持するのが望ましい。
③ 無症候性高尿酸血症への薬物治療の導入は，血清尿酸値8.0 mg/dL以上を一応の目安とするが，適応は慎重にすべきである。

高尿酸血症の治療指針を図4-8に示す。

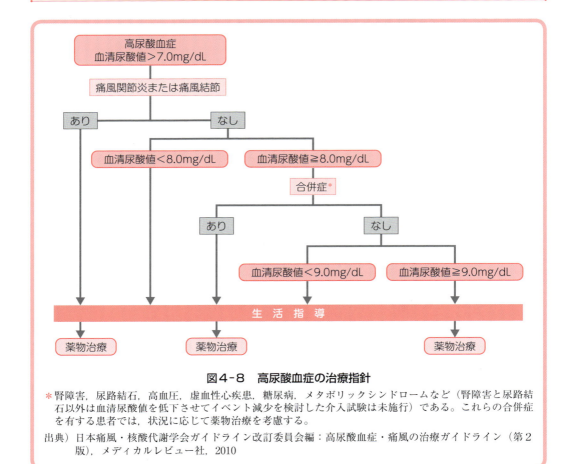

**図4-8　高尿酸血症の治療指針**

＊腎障害，尿路結石，高血圧，虚血性心疾患，糖尿病，メタボリックシンドロームなど（腎障害と尿路結石以外は血清尿酸値を低下させてイベント減少を検討した介入試験は未施行）である。これらの合併症を有する患者では，状況に応じて薬物治療を考慮する。

出典）日本痛風・核酸代謝学会ガイドライン改訂委員会編：高尿酸血症・痛風の治療ガイドライン（第2版），メディカルレビュー社，2010

## 2　痛風発作時の薬物療法

① 痛風発作の前兆期にはコルヒチン（colchicine）1錠（0.5mg）を用い，発作を頓挫させる。痛風発作が頻発する場合には，コルヒチン1日1錠を連日服用させる「コルヒチン・カバー」が有効である。

② 痛風発作の極期には，非ステロイド系抗炎症薬（NSAIDs：nonsteroidal anti-inflammatory drugs）が有効であるが，NSAIDsパルス療法では，短期間に限り比較的多量を投与して炎症を鎮静化させる。本薬剤のパルス療法では投与量が過量となるため，副作用の発現に注意する。

③ NSAIDsが使用できない場合，NSAIDs投与が無効であった場合，多発性に関節炎を生じている場合などには，副腎皮質ステロイドを経口投与する。

④ 痛風発作時に血清尿酸値を変動させると発作の増悪を認めることが多いため，発作中に尿酸降下薬による薬物治療を開始しないことを原則とする。

⑤ 痛風結節の治療では摘出術が考慮されることもあるが，手術をした場合も薬物

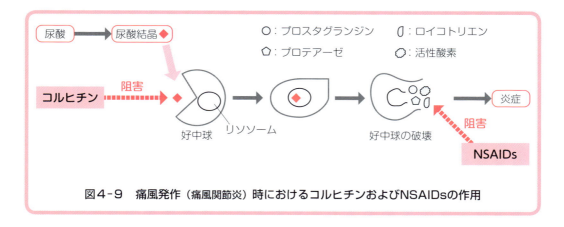

**図4-9 痛風発作（痛風関節炎）時におけるコルヒチンおよびNSAIDsの作用**

療法は必要である。

## 2.1 コルヒチン

### 作用機序・薬理作用

コルヒチンは，尿酸代謝にほとんど影響なく，チューブリン（真核生物の細胞内にあるタンパク質であり，微小管や中心体を形成している）の重合を阻害して，細胞の分裂や遊走に必要な微小管形成を阻害するため，好中球の接着・遊走・走化因子に対する反応性を著明に低下させる（図4-9）。さらに，本薬剤は微小管形成を阻害することにより，貪食した尿酸結晶の細胞内輸送を抑制し，過剰なNLRP3インフラマソームの形成を阻害して，痛風発作を担うIL-1$\beta$の産生・分泌を低下させる。

他方，本薬剤による鎮痛・消炎作用はほとんど認めない。

### 副作用

消化管粘膜上皮細胞の増殖を阻害し，悪心・嘔吐・下痢・腹痛などの消化管症状が認められる。長期投与時は再生不良性貧血，顆粒球減少，過敏症，筋障害，脱毛などが起こる。

## 2.2 NSAIDs

### 作用機序・薬理作用

炎症の発現において，プロスタグランジン（PG）類は，血流増加およびヒスタミン，ブラジキニンの血管透過性亢進作用を増強することにより，発赤，熱感，腫脹などの症状を起こす。また，PGは脳内で生産されることにより発熱を誘導する。さらに，知覚神経終末にも働き，発痛物質であるブラジキニンによる痛みの過敏性を増強する（図4-9）。

NSAIDsはこのPG生合成に関係しているシクロオキシゲナーゼ（COX）を阻害することにより，抗炎症，鎮痛，解熱作用を発現する。さらに，PGは血小板の凝集や血栓形成にも関与しているトロンボキサン$A_2$の生合成にも関わっており，NSAIDsは血

## コラム　インフラマソーム

インフラマソーム（inflammasome）は，細胞内の"異物"，例えば，病原微生物成分やアスベストなどの外来因子，尿酸結晶，コレステロール結晶等の内在因子により活性化され，炎症の要（かなめ）となる細胞質内に存在するタンパク質複合体である。また，感染症，糖尿病，動脈硬化，自己免疫疾患，虚血傷害など，多彩な疾患の発症と進行に中心的役割を果たしている。

インフラマソームは，カスパーゼ-1の活性化による強力な炎症性サイトカインIL-1β，IL-18分泌などを誘導することにより炎症を起こす。また，中心的構成因子であるNLRP3の変異は，自己炎症性疾患を引き起こす。

病原体は"danger signal"として感染宿主に作用するが，一部の免疫細胞はパターン認識受容体（PRR：pattern recognition receptors）を発現しており，それらが"danger signal"を迅速に認識することで免疫系の活性化が開始される。そのPRRのNLR（NOD-like receptor）は，中央にNOD（nucleotide-binding oligomerization domain）のモジュール（共通部分）を持つ細胞内タンパク質であり，いくつかのNLRは自然免疫や炎症に関わる。

NLRsに分類されるNLRC4，NLRP1，NLRP3などは，病原体を宿主細胞に対するdanger signalとして認識し，自然免疫応答の中心的役割を担っている。

〈カスパーゼ〉

カスパーゼ（caspase）は，細胞にアポトーシスを起こさせるシグナル伝達経路を構成する，一群のシステインプロテアーゼ（タンパク質分解酵素）であり，酵素反応の基質となるタンパク質のアスパラギン酸残基の後ろを切断する。Caspaseという名は，cysteine-aspartic acid proteaseを略したものである。

なお，アポトーシス（apoptosis）とは，あらかじめ遺伝子によりプログラムされた細胞死のことである。例えば，植物の落ち葉，オタマジャクシのしっぽ，胎児の指の形成，がん細胞の死滅など，無関係にみえるこれらの現象に共通する細胞死がアポトーシスである。

〈サイトカイン〉

細胞から放出され，種々の細胞間相互作用を媒介するタンパク質性因子を総称してサイトカイン（cytokine）と呼ぶ。各種サイトカインに特異的なレセプターが同定されている。サイトカインは，免疫，炎症，生体防御において重要な役割を担っている。サイトカインの種類には，次のものがある。

① 細胞性免疫を増強するタイプ：インターフェロンγ，インターロイキン2（IL-2），IL-12などがある。
② 細胞性免疫を抑制するタイプ：IL-4，IL-10がある。
③ 抗体産生を増強するタイプ：IL-4，IL-5，IL-6などがある。
④ 造血系細胞の増殖・分化を促進するタイプ：IL-3，IL-4，IL-5，IL-6，IL-7，IL-9，IL-11，トロンボポエチン，GM-CSFなどがある。
⑤ 白血球遊走に関与するタイプ：ケモカインと呼ばれ，IL-8などがある。

表4-11 尿酸降下薬の選択とその適応

| 尿酸排泄促進薬の適応 | 尿酸生成抑制薬（アロプリノール）の適応 |
|---|---|
| ① 尿酸排泄低下型<br>② 副作用でアロプリノールが使用不可 | ① 尿酸産生過剰型<br>② 尿路結石の既往ないし保有<br>③ 中等症以上（Ccr，推算GFR30mL/分/1.73m$^2$以下または血清クレアチニン値2.0mg/dL以上）の腎機能障害<br>④ 副作用で尿酸排泄促進薬が使用不可 |

Ccr：クレアチニン・クリアランス，GFR：糸球体濾過量
出典）日本痛風・核酸代謝学会ガイドライン改訂委員会編：高尿酸血症・痛風の治療ガイドライン（第2版），メディカルレビュー社，2010

栓形成の予防にも使用されている。

急性痛風発作治療の全経過において，NSAIDsは第一選択薬である。しかし，アスピリンなどのサリチル酸系薬剤は，尿酸排泄作用に拮抗することが報告されているので使用は避ける。

### 副作用

消化管穿孔・消化管出血・消化管潰瘍などの消化管症状，ショック，アナフィラキシー様症状，再生不良性貧血など。

### 薬物名

インドメタシン（indometacin），ナプロキセン（naproxen），プラノプロフェン（pranoprofen），オキサプロジン（oxaprozin）

## 3 尿酸降下薬の選択と種類

尿酸降下薬の作用機序の違いによって，尿酸排泄促進薬と尿酸生成抑制薬に分類される。尿中の尿酸排泄量が多い患者では尿路結石の合併頻度が高く，尿酸排泄促進薬の投与では，尿中尿酸排泄が増加して尿路結石を発症させやすい。したがって，尿酸産生過剰型に尿酸排泄促進薬は不適である。尿酸降下薬の選択では，尿酸排泄低下型に対しては尿酸排泄促進薬を，尿酸産生過剰型には尿酸生成抑制薬（アロプリノール）を選択する。

尿酸排泄促進薬の服用において，尿中の尿酸排泄量が多い患者では尿路結石の合併頻度が高い。投与開始初期には尿路結石予防のため，水分およびアルカリ性食品の十分な摂取を指導し，2L/日以上の尿量を保つ。また，尿のpHが6.0未満の場合は，尿アルカリ化薬を併用する。表4-11に尿酸降下薬の選択基準を示す。

### 3.1 尿酸生成抑制薬（アロプリノール）

#### 作用機序・薬理作用

アロプリノール（allopurinol）は，キサンチンオキシダーゼに対し，ヒポキサンチンの異性体であるアロプリノールと競合して尿酸の生成を抑制する。また，本薬剤

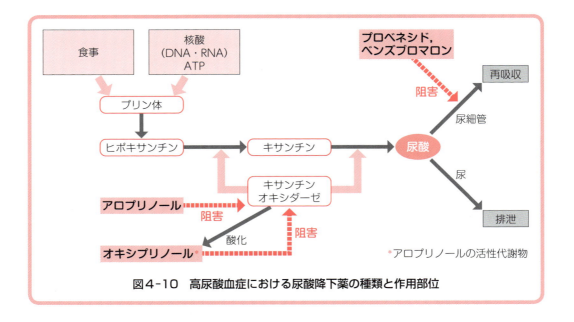

図4-10　高尿酸血症における尿酸降下薬の種類と作用部位

は，キサンチンオキシダーゼによりオキシプリノールに酸化されるが，このオキシプリノールも尿酸の生成を阻害する。アロプリノールの半減期は，1.6〜3時間であるが，オキシプリノールは尿細管から再吸収されるため，半減期は17〜30時間と長い（図4-10）。

#### 副作用

皮膚粘膜眼症候群（Stevens-Johnson症候群），中毒性表皮破壊症（Lyell症候群），剥脱性皮膚炎等の重篤な発疹，ショック，アナフィラキシー様症状，無顆粒症，血小板減少，劇症肝炎などの重篤な肝機能障害，黄疸，腎不全，腎不全の増悪，間質性腎炎を含む腎障害，間質性肺炎，横紋筋融解などがある。

## 3.2　尿酸排泄促進薬

### 3.2.1　プロベネシド

#### 作用機序・薬理作用

プロベネシド（probenecid）は，近位尿細管の管腔側で発現し，尿酸の再吸収を担っている尿酸トランスポーター（URAT1）の作用を抑制することで，尿酸排泄促進作用を発揮する。

アスピリンなどのサリチル酸系薬剤は，本薬剤の尿酸排泄作用に拮抗するため，併用には注意を要する。さらに，経口糖尿病薬（スルホニル尿素（SU）系），セファロスポリン系，およびペニシリン系抗生物質などの半減期の延長，ワルファリン，サルファ剤の作用増強などが報告されており，これらの薬剤との併用も注意を要する。

#### 副作用

溶血性貧血，再生不良性貧血，アナフィラキシー様反応，肝壊死，ネフローゼ症候

群などがある。

### 3.2.2 ベンズブロマロン

**作用機序・薬理作用**

　ベンズブロマロン（benzbromarone）は，第一選択の尿酸排泄促進薬であり，近位尿細管の管腔側で発現し，尿酸の再吸収を担っているURAT1の作用を抑制することで，尿酸排泄促進作用を発揮する。本薬剤は，半減期が長く，他薬剤との相互作用が少なく，CYP2C9で活性代謝物6-ヒドロキシベンズブロマロンに代謝される。また本薬剤は，CYP2C9の阻害作用も有するので，同酵素で代謝される薬剤の血中濃度に影響を与える。特に，ワルファリンとの併用時は注意を要する。

**副作用**

　重篤な肝障害，過敏症，消化管症状があるが，頻度は高くない。

### 3.2.3 ブコローム

**作用機序・薬理作用**

　ブコローム（bucolome）はNSAIDsであり，抗炎症作用および尿酸排泄作用がある。本薬剤は，他の尿酸排泄薬物が副作用などで使えない場合などに適用される。また，CYP2C9の阻害作用も有するので，同酵素で代謝される薬剤の血中濃度に影響を与える。特に，ワルファリンとの併用時は注意を要する。

**副作用**

　皮膚粘膜眼症候群，中毒性表皮破壊症，白血球の減少，血小板の減少，過敏症，消化管症状などがある。

# V　骨粗鬆症と治療薬

## 1　骨粗鬆症とは

　骨粗鬆症は，WHO（世界保健機関）の定義においては「低骨量と骨組織の微細構造の異常を特徴とし，骨の脆弱性が増大する疾患である」とされている。具体的には，破骨細胞による骨吸収とこれに相同して起こる骨芽細胞による骨形成が恒常的に繰り返され，骨量が一定に保たれているが，このリモデリングのバランスにおいて，骨吸収が骨形成を上回ると骨量の減少と骨質の劣化が起こり，骨粗鬆症が発症する。

　また，骨粗鬆症では，わずかな外力でも骨折する脆弱性骨折が発生する。この脆弱性骨折の主なものには，日常生活動作（ADL：activity of daily living）の低下や寝たきりに結びつく大腿骨近位部骨折や，最も頻度の高い骨粗鬆症性骨折である椎体骨折などがある。

　「骨粗鬆症の予防と治療ガイドライン2015年版」では，骨粗鬆症と糖尿病，CKDなどの生活習慣病と密接な関連性が報告され，他方，脂質異常症や高血圧症などは合併

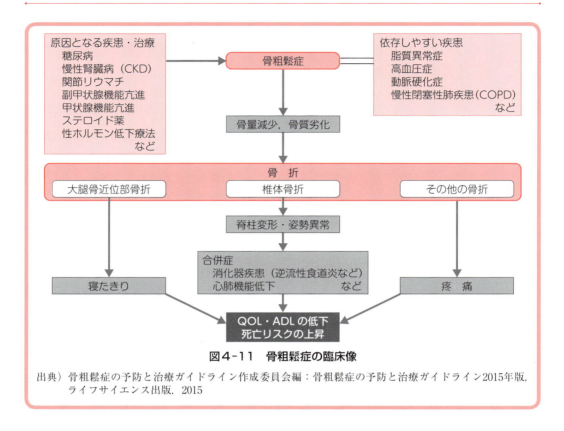

図4-11 骨粗鬆症の臨床像

出典）骨粗鬆症の予防と治療ガイドライン作成委員会編：骨粗鬆症の予防と治療ガイドライン2015年版，ライフサイエンス出版，2015

しやすい疾患として位置づけられている。図4-11に，骨粗鬆症の臨床像を示す。

## 1.1 骨粗鬆症の分類

骨粗鬆症は，原発性骨粗鬆症，続発性骨粗鬆症（二次性骨粗鬆症）に大別される。

### 1.1.1 原発性骨粗鬆症

原発性骨粗鬆症は，遺伝的素因と加齢に生活習慣が加わった複合的な多因子疾患である。具体的には，閉経や老化に伴い骨密度が低下するタイプであり，骨粗鬆症の大部分は原発性である。更年期におけるエストロゲン分泌量の低下が原因となる閉経後骨粗鬆症では，閉経後にエストロゲンを補充すると骨量の減少が抑制される。他方，男性では，テストステロン（男性ホルモン）から変換してエストロゲンを産生する。高齢の男性ではテストステロン量が減少するためエストロゲン量も減少し，骨密度の低下につながると考えられている。原発性はその要因自体が病気の原因となる。

### 1.1.2 続発性骨粗鬆症（二次性骨粗鬆症）

続発性骨粗鬆症は，遺伝的素因，加齢および生活習慣以外に起因する骨粗鬆症である。その原因は，多くの疾患，例えば，甲状腺機能亢進症，性腺機能不全，クッシング症候群など内分泌性疾患，副腎ステロイドホルモン，ヘパリンなどの薬剤に起因するもの，タンパク質欠乏，ビタミンAまたはD過剰などの栄養障害などがある。

V 骨粗鬆症と治療薬

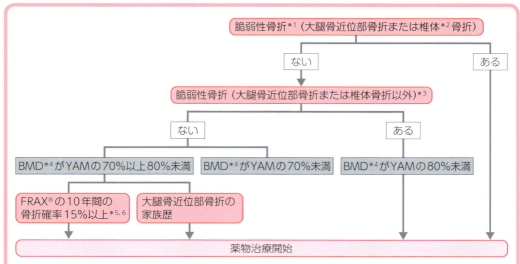

**図4-12 原発性骨粗鬆症の薬物治療開始基準**

[*1] 軽微な外力によって発生した非外傷性骨折。軽微な外力とは，立った姿勢からの転倒か，それ以下の外力をさす。
[*2] 形態椎体骨折のうち，3分の2は無症候性であることに留意するとともに，鑑別診断の観点からも脊椎エックス線像を確認することが望ましい。
[*3] その他の脆弱性骨折：軽微な外力によって発生した非外傷性骨折で，骨折部位は肋骨，骨盤（恥骨，坐骨，仙骨を含む），上腕骨近位部，橈骨遠位端，下腿骨。
[*4] 骨密度は原則として腰椎または大腿骨近位部骨密度とする。また，複数部位で測定した場合にはより低い％値またはSD値を採用することとする。腰椎においてはL1～L4またはL2～L4を基準値とする。ただし，高齢者において，脊椎変形などのために腰椎骨密度の測定が困難な場合には大腿骨近位部骨密度とする。大腿骨近位部骨密度には頚部またはtotal hip（total proximal femur）を用いる。これらの測定が困難な場合は橈骨，第二中手骨の骨密度とするが，この場合は％のみ使用する。
[*5] 75歳未満で適用する。また，50歳代を中心とする世代においては，より低いカットオフ値を用いた場合でも，現行の診断基準に基づいて薬物治療が推奨される集団を部分的にしかカバーしないなどの限界も明らかになっている。
[*6] この薬物治療開始基準は原発性骨粗鬆症に関するものであるため，FRAX®の項目のうち糖質コルチコイド，関節リウマチ，続発性骨粗鬆症にあてはまる者には適用されない。すなわち，これらの項目がすべて「なし」である症例に限って適用される。
BMD：bone mineral density（骨密度），YAM：young adult mean（若年成人平均値），FRAX®：WHO骨折リスク評価ツール
出典）骨粗鬆症の予防と治療ガイドライン作成委員会編：骨粗鬆症の予防と治療ガイドライン2015年版，ライフサイエンス出版，2015

## 1.2 骨粗鬆症の治療方針

　骨粗鬆症の治療の目的は，「骨粗鬆症の予防と治療ガイドライン2015年版」に示されているように，「骨粗鬆症性骨折を予防し，QOLの維持，向上を目指すことにある」であり，食事療法や運動療法を行うと同時に，骨粗鬆症と診断された人だけでなく，大腿骨近位部骨折の家族歴がある場合や，骨粗鬆症と診断される手前の骨量減少の状態でもFRAX®によって骨折確率が高いと評価された場合には，薬物治療を開始することが勧められている。図4-12に，原発性骨粗鬆症の薬物治療開始基準を示す。

## 2 骨粗鬆症の薬物治療

### 2.1 ビスホスホネート薬

**作用機序・薬理作用**

　骨に取り込まれたビスホスホネート（bisphosphonate）は，ヒドロキシアパタイトに強い親和性を持ち，骨吸収の際，酸性環境下で波状縁から特異的に破骨細胞に取り込まれる。その結果，ビスホスホネートを取り込んだ破骨細胞はアポトーシスにいたり，骨吸収機能が抑制される。ビスホスホネートの骨吸収抑制能は側鎖の違いにより，第一世代のエチドロン酸，第二世代のアレンドロン酸，第三世代のリセドロン酸とミノドロン酸がある。第一世代に比べて他の力価は，1,000〜1万倍その能力が高いことが知られている。

　腸管から吸収されたビスホスホネートは，服薬が一定期間行われず血中濃度が低下しても，骨中に沈着してその有効性を発揮するため，服薬間隔の延長が試みられてきた。現行では，アレンドロン酸，リセドロン酸などの週1回服用製剤が臨床応用されるにいたっている。

**服薬における注意事項**

① ビスホスホネート薬は，消化管からの吸収率が低いため，水以外の飲食物は服用後30分以上経ってから摂取しなければならず，なかでもCaは，なるべく間隔をあけてから摂取する必要がある。服用の際，水道水は問題ないが，Ca，Mgの多いミネラルウォーターを用いる場合は，ビスホスホネートの消化管からの吸収が阻害されるため避ける。

② 本薬剤は，食道狭窄またはアカラシア（食道弛緩不能症），服用時に立位または座位を30分以上保てない患者，本薬剤に対する過敏症既往例などの場合では使用できない。脊椎の多発性骨折を有する骨粗鬆症例では，30分間の立位・座位保持が困難な症例があり，注意が必要である。

③ 嚥下障害，嚥下困難，食道炎，胃炎，十二指腸炎または潰瘍などの上部消化管障害を有する例では，慎重な投与が必要である。骨粗鬆症では，脊椎圧迫骨折による円背のための逆流性食道炎を合併する例があるので，注意が必要である。

**副作用**

① 胃腸障害：上部消化管障害発生率が比較的高いため，服用方法（コップいっぱいの水とともに服用すること，飲んでから30分間は横にならないこと）を十分に指導する。

② 顎骨壊死：ビスホスホネート関連顎骨壊死（BRONJ：bisphosphonate-related osteonecrosis of the jaw）は，窒素含有ビスホスホネート，とりわけ注射剤での頻度が高く，抜歯などの侵襲的歯科治療後に発生することが多い。また，飲酒・喫煙，糖尿病，ステロイド薬使用，肥満，抗がん療法，口腔内衛生不良がBRONJの危険因子となる。

> **薬 物 名**

- 第一世代：エチドロン酸二ナトリウム（etidronate disodium）
- 第二世代：アレンドロン酸ナトリウム水和物（alendronate sodium hydrate）
- 第三世代：リセドロン酸ナトリウム水和物（sodium risedronate hydrate），ミノドロン酸水和物（minodronic acid hydrate）

## 2.2 エストロゲン製剤

> **作用機序・薬理作用**

体内に存在するエストロゲンは3種類あり，エストロン（E1），エストラジオール（E2），エストリオール（E3）である。エストロゲンが含まれる薬剤には本来のホルモンの構造に近い天然型エストロゲンと，合成エストロゲンがある。天然型エストロゲンには，結合型エストロゲン製剤（conjugated estrogen：E1系薬剤），エストラジオール（17βE2）製剤，エストリオール（E3）製剤がある。

閉経後の骨量減少はエストロゲン欠乏に起因し，その有効性は認知されている。しかし，心血管障害，脳卒中，血栓症および乳がんのリスクが増加するなどの副作用が報告されている。その後の検討で，有害事象はエストロゲンの種類，投与量，投与方法，投与経路，投与開始時期および期間などを考慮することで軽減できることが報告されている。

### 2.2.1 エストラジオール（経口剤，経皮剤）

閉経後骨粗鬆症には，投与6か月～1年後に骨密度を測定し，効果が認められない場合は投与を中止し，ほかの療法を考慮する。

> **副 作 用**

静脈血栓塞栓症，血栓性静脈炎，アナフィラキシー様症状，性器出血，乳房痛，腹痛・下痢などの消化器症状がある。

> **薬 物 名**

エストラジオール（estradiol）

## 2.3 選択的エストロゲン受容体モジュレーター

> **作用機序・薬理作用**

選択的エストロゲン受容体モジュレーター（SERM：selective estrogen receptor modulator）は，エストロゲン受容体に結合し，リガンド－受容体複合体の構造変化を起こさせることで，エストロゲンと異なる転写因子に作用し，組織特異的にエストロゲン作用や抗エストロゲン作用を示す。

骨・脂質代謝にはエストロゲン様の作用による骨折防止効果を示し，乳房組織・子宮内膜には拮抗的に作用して，乳がん発症のリスクを抑制する。ラロキシフェンは，エストロゲンやビスホスホネートに比べて，骨代謝回転抑制作用や骨量増加作用は弱い。一方，椎体骨折防止効果は同等であり，骨量増加以外にも，骨微細構造の改善を

高める作用を有する。

#### 副作用
静脈血栓塞栓症，発疹などの皮膚症状，腹痛などの消化器症状，貧血，筋痙縮などがある。

#### 薬物名
ラロキシフェン塩酸塩（raloxifene hydrochloride），バゼドキシフェン酢酸塩（bazedoxifene acetate）

## 2.4 活性型ビタミン$D_3$製剤

#### 作用機序・薬理作用
活性型ビタミン$D_3$は，生体の小腸，副甲状腺，腎臓，骨，筋肉などにあるビタミンD受容体（VDR）を介して作用を発揮する。活性型ビタミン$D_3$は，腸管でのCaとPの能動的吸収を促進し，CaとPのバランスを正常に保ち，石灰化と骨形成の促進をもたらす。また，副甲状腺ホルモン（PTH：parathyroid hormone）と協調して尿細管でのCaの再吸収を促進するが，PTHの合成・分泌は抑制する。

#### 副作用
高Ca血症に基づく症状（掻痒感，いらいら感など），嘔気・下痢などの消化器症状，倦怠感・不眠・頭痛などの精神症状などがある。

#### 薬物名
アルファカルシドール（alfacalcidol），カルシトリオール（calcitriol）

## 2.5 ビタミン$K_2$製剤

#### 作用機序・薬理作用
天然のビタミンKには，ビタミン$K_1$（フィロキノン）とビタミン$K_2$（メナキノン）の2つの形がある。ビタミンKは脂溶性ビタミンであり，骨基質タンパク質のオステオカルシンの構成アミノ酸のγ-カルボキシグルタミン酸の生成（Gla化）を促進し，タンパク質のヒドロキシアパタイトへの親和性を獲得させる。ビタミン$K_2$製剤は，メナキノン-4（メナテトレノン）が骨粗鬆症治療薬として使用されており，骨量低下防止効果，骨折予防効果が認められている。また，高齢女性において，血液中のビタミンK濃度が低い場合や，Gla化されていないオステオカルシンの血中濃度が高い状態において，大腿骨頸部骨折や脊椎圧迫骨折の頻度が高い。

なお，ビタミンKはワルファリンの作用に拮抗するため，ワルファリン内服患者では禁忌である。本薬剤は脂溶性であり，空腹時や食事に含まれる脂肪量が少ない場合に吸収が低下するため，必ず食後に服用する。

#### 副作用
胃部不快感・腹痛・下痢などの消化器症状，過敏症・頭痛・ふらつき・しびれなどの精神症状などがある。

#### 薬物名

メナテトレノン（menatetrenone）

## 2.6　副甲状腺ホルモン製剤

#### 作用機序・薬理作用

テリパラチドは，内因性のヒトPTHのN末端フラグメントであり，34個のアミノ酸で構成されている，遺伝子組み換え製剤である．1日1回の投与頻度での間欠的投与では，前駆細胞から骨芽細胞への分化促進作用，骨芽細胞のアポトーシス抑制作用を示す．したがって，骨芽細胞機能が活性化され，破骨細胞の機能を上回るため，骨新生が誘発される．本薬剤は，骨密度低下の強い骨粗鬆症，すでに骨折が生じている重篤な骨粗鬆症患者，閉経後の低骨密度や大腿骨頸部骨折の家族歴等の骨折危険因子を有する骨粗鬆症患者などの骨形成促進薬である．

連日自己注射用製剤で，医師，看護師などによる外来指導が必要である．血清Ca値が上昇することがあり，活性型ビタミン $D_3$ 製剤およびジギタリス製剤の併用は避ける．

#### 副作用

悪心・食欲不振・嘔吐などの消化器症状，頭痛・めまいなどの精神症状，筋痙縮，関節痛などがある．

#### 薬物名

テリパラチド（teriparatide）

## 2.7　Ca 製剤

#### 作用機序・薬理作用

骨の構成成分であるCaは，必要不可欠な成分である．生体内Ca不足の状態では，PTHの分泌亢進を介した骨代謝亢進によって，骨吸収が増加し，骨量が減少する．Ca製剤は，PTHの分泌を抑制し，骨の代謝回転を低下させて骨吸収を減少させる．

#### 副作用

胃腸障害，特にCa吸収能を超えて投与された場合には，便秘を起こすことが多い．活性型ビタミン $D_3$ 製剤を服用中に，高Ca血症があらわれやすい．

#### 薬物名

L-アスパラギン酸カルシウム（calcium L-asparatate hydrate），リン酸水素カルシウム（dibasic calcium phosphate）

## 2.8　カルシトニン薬

#### 作用機序・薬理作用

カルシトニン受容体は，破骨細胞，前破骨細胞に存在しており，カルシトニンはそれらの受容体に結合することにより破骨細胞機能を抑制し，骨からの $Ca^{2+}$ 遊離を抑

制する。カルシトニンには，主に中枢セロトニン神経系を介した鎮痛作用がある。早期の疼痛緩和，QOLの改善を期待し，骨粗鬆症性骨折発生直後や椎体骨折に伴う姿勢変形が生じた症例に対して，最初に選択される薬物の一つである。

　ヒトカルシトニンは効果が弱いため，臨床応用されている誘導体は魚類由来である。わが国では，サケカルシトニン，およびウナギカルシトニン合成誘導体のエルカトニンの筋注製剤が使用されている。

### 副作用
　ショック，アナフィラキシー様症状，テタニー，喘息発作，肝臓障害，過敏症などがある。

### 薬物名
　エルカトニン（elcatonin）注射剤，カルシトニン（サケ）（calcitonin；salmon）注射剤


## 練習問題

**問題4-1**　糖尿病の薬物療法に関する記述である。正しいのはどれか。
(1) 速効型インスリン分泌促進薬は，毎食後に服用する。
(2) α-グルコシダーゼ阻害薬服用中の低血糖発作には，ショ糖を投与する。
(3) 妊娠中の糖尿病患者には，スルホニル尿素（SU）薬を投与する。
(4) 心不全を合併する糖尿病患者には，インスリン抵抗性改善薬を投与する。
(5) 肥満の糖尿病患者には，ビグアナイド薬を投与する。
〈第22回 国家試験問題〉

**問題4-2**　薬剤の作用と適応に関する記述である。正しいのはどれか。
(1) ビグアナイド薬は，インスリン分泌促進作用がある。
(2) ステロイド薬は，血糖低下作用がある。
(3) HMG-CoA還元酵素阻害剤は，Ⅴ型高脂血症に適応がある。
(4) α-グルコシダーゼ阻害剤は，食後血糖値の上昇を抑制する。
(5) カルシウム拮抗薬は，高尿酸血症に適応がある。
〈第25回 国家試験（追試）問題〉

**問題4-3**　高尿酸血症の薬物治療についての記述である。正しいのはどれか。2つ選べ。
(1) エストロゲンには，尿酸の尿中排泄抑制作用がある。
(2) 痛風発作の前兆期には非ステロイド系抗炎症薬（NSAIDs）を服用させる。
(3) 痛風発作の極期にはコルヒチンが有効である。
(4) キサンチンオキシダーゼ阻害薬は，尿酸の生成を抑制する。

(5) 尿酸排泄促進薬を使用する場合は尿路結石の発現に注意し，尿アルカリ化薬を併用する。

**問題4-4** 循環器疾患に関する薬物治療に使用される薬物の記述である。**誤っているのはどれか。2つ選べ。**
(1) サイアザイド系利尿降圧薬の副作用には，低カリウム血症，高尿酸血症，耐糖能力低下などがある。
(2) αブロッカーは，脂質代謝を抑制する。
(3) カルシウム拮抗薬の副作用には，頭痛，顔面紅潮，下肢等の局所性浮腫などがある。
(4) βブロッカーは，脂質代謝および耐糖能力を改善させる。
(5) ARB（アンジオテンシンⅡ$AT_1$受容体拮抗薬）服用により，高カリウム血症，血管性浮腫をきたしやすい。

**問題4-5** 薬物と食物との相互作用についての記述である。正しいものの組み合わせはどれか。
　　a　骨粗鬆症では，グルココルチコイドの長期投与は骨量減少に大きく影響する。
　　b　ビスホスホネート系薬剤は，骨吸収を促進する。
　　c　活性型ビタミンDは，カルシウムの腸管吸収を抑制する。
　　d　アルコールの過剰摂取は，骨代謝に悪影響をあたえる。
(1) aとb　　(2) aとc　　(3) aとd　　(4) bとc　　(5) cとd

【参考文献】
・日本糖尿病学会編・著：糖尿病治療ガイド2014-2015，文光堂，2014
・日本糖尿病学会編：科学的根拠に基づく糖尿病診療ガイドライン2013，南江堂，2013
・日本動脈硬化学会編：動脈硬化性疾患予防のための脂質異常症治療ガイド2013年版，日本動脈硬化学会，2013
・日本動脈硬化学会編：動脈硬化性疾患予防ガイドライン2012年版，日本動脈硬化学会，2012
・日本高血圧学会高血圧治療ガイドライン作成委員会編：高血圧治療ガイドライン2014，ライフサイエンス出版，2014
・日本痛風・核酸代謝学会ガイドライン改訂委員会編：高尿酸血症・痛風の治療ガイドライン（第2版），メディカルレビュー社，2010
・骨粗鬆症の予防と治療ガイドライン作成委員会（日本骨粗鬆症学会，日本骨代謝学会，骨粗鬆症財団）編：骨粗鬆症の予防と治療ガイドライン2015年版，ライフサイエンス出版，2015
・浦部晶夫・島田和幸・川合眞一編：今日の治療薬2015，南江堂，2015
・北原光夫・上野文昭・越前宏俊編：治療薬マニュアル2014，医学書院，2014

- 菱沼　滋：図解表説 薬理学・薬物治療学（第4版），ティ・エム・エス，2014
- 山本勝彦・山中克己：医療・福祉介護者も知っておきたい 食と薬の相互作用（改訂版），幸書房，2014
- 長友孝文・国友　勝・荻原政彦・武田弘志編：医療薬学 最新薬理学（第9版），廣川書店，2013
- 赤池昭紀・石井邦雄編：最新薬理学，廣川書店，2012
- 雨海照祥編：臨床栄養別冊 薬物－飲食物 相互作用 的確な栄養療法のために，医歯薬出版，2012
- 澤田康文：薬と食の相互作用（第3巻）薬と食事の相性，医薬ジャーナル社，2012
- 川添禎浩・古賀信幸編：栄養科学シリーズ NEXT栄養薬学・薬理学入門，講談社，2011
- 佐藤　進編：新薬理学テキスト（第3版），廣川書店，2011
- 田中千賀子・加藤隆一編：NEW薬理学（改訂第6版），南江堂，2011
- Yvonne Coleman著，細谷憲政監訳：医薬品－栄養素の相互作用 人間栄養に必要な医薬品の知識，第一出版，2007
- 遠藤政夫・栗山欣弥・大熊誠太郎・田中利男・樋口宗史編：医科薬理学（改訂4版），南山堂，2005
- 澤田康文：薬と食の相互作用（上巻）薬と食・嗜好品の出会いで起こる有害作用，医薬ジャーナル社，2005
- 城西大学薬学部医療栄養学科編：栄養指導・薬剤指導のための生活習慣病治療薬 基礎と活用2006，フットワーク出版，2005

# 第5章 経腸栄養剤

## I 栄養状態と栄養管理法

### 1 入院患者の栄養状態

　病気で入院中の患者は，院内で提供される給食をきちんと食べていれば，栄養状態はおおむね良好と思われるが，実態はどうなのか。

　東京慈恵会医科大学附属病院で2005年に理学療法を受けた103人の入院患者（平均年齢64.8歳）の血清アルブミン値を調査した結果では，67％の患者が3.5g/dL以下であった。また，1996〜99年に全国15病院で65歳以上の高齢入院患者1,048人の血清アルブミン値を調査した結果では，3.5g/dL以下の出現頻度は約40％に達し，低栄養状態にあることが認められた。

　入院患者の低栄養状態（hospital malnutrition）は外国でも認められており，ヨーロッパでは，2006年からヨーロッパ臨床栄養代謝学会（ESPEN）が中心となって"nutritionDay"を設け，調査を開始した。これは，年に1日だけ決まった日（2015年は11月19日）に調査実施日を定めて，各登録施設が一斉に入院患者の栄養状態をアンケート調査する方法で，2008年からは日本静脈経腸栄養学会（JSPEN）も参加している。

### 2 栄養管理法

　栄養状態の悪い患者に必要な栄養を補給する方法には，経腸栄養法（EN：enteral nutrition）と経静脈栄養法（PN：parenteral nutrition）がある。

#### 2.1 経腸栄養法

　経腸栄養法は，通常の食事形態では十分な栄養補給ができない患者に，経腸的に必要な栄養物を投与する方法であり，経口栄養法と経管栄養法がある（図5−1）。経口栄養法は，嚥下ができて正常な消化管運動があり，消化・吸収能が保たれている患者に適応される。経管栄養法は，胃や小腸に留置したチューブを介して栄養補給を行う方法で，嚥下機能が低下し，誤嚥を頻回に起こす患者，口腔疾患や食道疾患などで経口栄養法が適応できない患者，消化・吸収能がやや低下した患者に適応される。

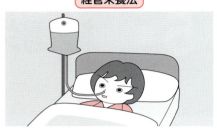

図5-1　経腸栄養法（EN）

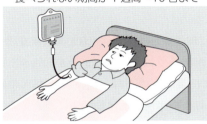
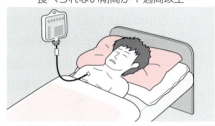

図5-2　経静脈栄養法（PN）

## 2.2　経静脈栄養法

　経静脈栄養法とは，静脈内に栄養物（輸液）を注入する方法で，手足の末梢静脈に投与する末梢静脈栄養法（PPN：peripheral parenteral nutrition）と，心臓に近い中心静脈に投与する中心静脈栄養法（TPN：total parenteral nutrition）とがある（図5-2）。消化・吸収がほとんど期待できないか，あるいは，消化・吸収が可能でも，消化管の使用による刺激を与えることが望ましくない患者に適応される。

## 3　経腸栄養か，経静脈栄養か

　通常，ヒトが毎日食べる食事が，最も自然で生理的な栄養摂取方法である。しかし，何らかの原因で食事ができない患者には，経腸栄養法か経静脈栄養法が選択される。
　中心静脈栄養法は，1968年にアメリカで開発されて普及し，特に，外科領域の患者の栄養管理に大きく貢献した（第6章参照）。現在でもその有用性は広く認識されてい

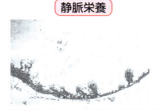

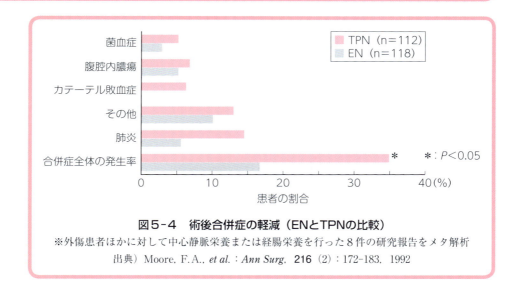

図5-3　腸管粘膜の萎縮予防
出典）飯干泰彦ほか：JJPEN, 17 (6), 459-462, 1995

図5-4　術後合併症の軽減（ENとTPNの比較）
※外傷患者ほかに対して中心静脈栄養または経腸栄養を行った8件の研究報告をメタ解析
出典）Moore, F.A., et al. : Ann Surg. 216 (2) : 172-183, 1992

るが，一方で，消化管を使用しないことによる腸管粘膜萎縮や，萎縮した腸管粘膜から腸内細菌や毒素が体内に侵入して感染症を引き起こす，バクテリアルトランスロケーション（BT：bacterial translocation）が起こる可能性が指摘されている。

　経腸栄養法は消化管を使用することから，腸管粘膜萎縮やBTを防止し，腸管免疫を正常に保つことが期待できる。ラットに経口摂取，すなわち，腸を介して栄養摂取させたときと，中心静脈栄養法で栄養管理したときの空腸絨毛の状態を比較すると，中心静脈栄養法では1週間で空腸絨毛の萎縮が認められた（図5-3）。

　また，外科領域における術後の栄養管理では，経腸栄養法は中心静脈栄養法に比較して，菌血症やカテーテル敗血症といった，術後の合併症全体の発生率を低く抑えることが認められた。Mooreら（1992）によれば（図5-4），外傷患者ほかに対して中心静脈栄養または経腸栄養を行った8件の研究報告をメタ解析（メタアナリシス，p.89参

第5章 経腸栄養剤

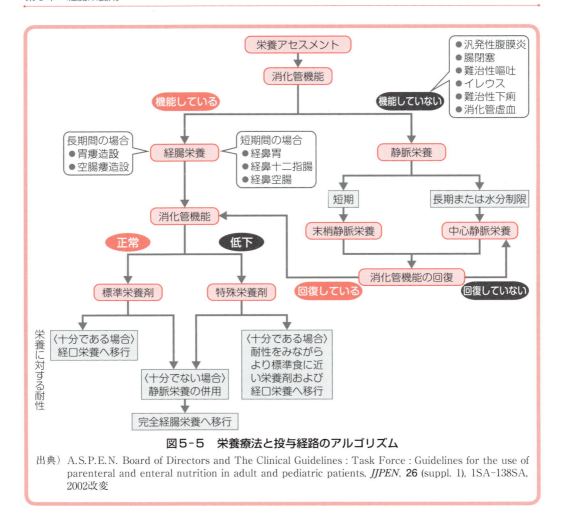

**図5-5 栄養療法と投与経路のアルゴリズム**

出典) A.S.P.E.N. Board of Directors and The Clinical Guidelines : Task Force : Guidelines for the use of parenteral and enteral nutrition in adult and pediatric patients, *JJPEN*, 26 (suppl. 1), 1SA-138SA, 2002改変

照)したところ,術後の合併症全体の発生率は,中心静脈栄養法では35%,経腸栄養法では18%となった。

したがって今日では,栄養管理の必要な患者で,消化・吸収が不十分ながらも消化管の一部でも使用できることが期待できれば,経腸栄養法が第一選択となる。

アメリカ静脈経腸栄養学会(ASPEN)が策定した栄養療法と投与経路の選択肢(アルゴリズム)を図5-5に示した。

## 4　経腸栄養剤と濃厚流動食の違い

経腸栄養法に使用される栄養物には,経腸栄養剤と濃厚流動食の2種類がある。経腸栄養剤は"剤"(広辞苑によれば「各種の薬を調合したもの」)が示すように医薬品であり,一方で濃厚流動食は食品である。したがって,経腸栄養剤と濃厚流動食は,法的

表5-1　経腸栄養剤と濃厚流動食の違い

|  |  | 経腸栄養剤（医薬品） | 濃厚流動食（食品） |
|---|---|---|---|
| 法規 | | 医薬品医療機器等法 | 食品衛生法 |
| 配合できるもの | | 日本薬局方収載医薬品<br>日本薬局方外医薬品<br>食品添加物収載化合物 | 天然物<br>食品添加物収載化合物 |
| 保険適用 | | あり | なし |
| 患者負担 | 入院時 | 薬剤費に対する法定負担率 | 入院時食事療養費の一部として自己負担 |
| | 外来・在宅 | 薬剤費に対する法定負担率 | 全額負担 |
| 費用請求 | | 薬価請求 | 給食費請求 |
| 医師の処方 | | 必要 | 不必要 |
| 個人購入 | | 不可能 | 可能 |
| 病院での管理 | | 薬剤部 | 栄養部 |

にも異なる扱いをされる（表5-1）。

　なお，経腸栄養剤と濃厚流動食の名称は，栄養管理に携わる医師，看護師，栄養士の間ではしばしば混同して使われており，経腸栄養剤と濃厚流動食を併せて「経腸栄養剤」と称することも多い。本章では，医薬品である「経腸栄養剤」と食品である「濃厚流動食」を分けて表記し，両者を併せて説明する場合には「栄養物」や「栄養剤（食）」などと表記した。

## 4.1　開発方法の違い

　経腸栄養剤は，使用できる原料が原則として日本薬局方収載医薬品，日本薬局方外医薬品，および，食品添加物収載化合物に限られる。開発品は最初に有効性と安全性を動物実験（非臨床試験という）で確認する。さらに，開発品に含まれる成分や物性などの安定性が確認（安定性試験という）され，開発品の医薬品としての有効期間が設定される。最後に，ヒト臨床試験が実施されて患者での有効性が確認される。すべての試験が終了したのち，医薬品医療機器総合機構で医薬品としての審査を受け，承認に至る。

　対して濃厚流動食は一般食品であり，食品衛生法の規制下で衛生的に製造・販売することができれば，製造・販売にあたっての認可・承認は必要としない。使用できる原料は，食経験があって安全性が確認されている食品と，食品添加物収載化合物に限られる。経腸栄養剤と異なり，非臨床試験は通常は行われず，臨床試験も求められない。なお，医師や栄養士に製品の有効性を説明するために，販売の前後で動物試験や患者に対する有効性を示す試験（臨床研究という）が行われる場合もある。

## 4.2　病院での扱いの違い

　経腸栄養剤は，通常は医薬品問屋から病院に納入され，病院では薬剤部（科）が取り扱う。医薬品情報提供者（MR：medical representative）が，医師と薬剤師に製品を説明する。

　濃厚流動食は，一般的には食品問屋から納入され，病院の窓口は通常は栄養部（科）であるが，院内の売店に置かれる場合もある。製品説明は栄養情報担当者（NR：nutritional representative）によって行われる。

## 4.3　処方と保険適用の違い

　経腸栄養剤は，患者の入院中は医師の発行する処方箋に基づいて薬剤部から払い出され，退院後は患者が薬局に処方箋を提出して購入する。原則として処方箋なしでの購入はできない。経腸栄養剤は医薬品であるため，国が定める価格（薬価）がついている。購入時には医療保険が適用され，患者は薬剤費に対する法定費用（通常30％）を負担する。

　濃厚流動食は食品であり，購入費用は全額患者負担である。ただし，入院中は給食費に対する補助（入院時食事療養費）で賄われる部分があり，患者はその一部を負担する。退院後は薬局や通信販売等で購入する。

## 5　宇宙食と経腸栄養剤

　経腸栄養剤の開発の歴史は，宇宙食の開発から始まった。アメリカでは1950年代の宇宙開発に伴って宇宙飛行士の排泄物の処理が問題となり，宇宙食としてほとんどが吸収されて残渣の少ない（排泄物の少ない）合成食（CDD：chemical defined diet）の研究が開始された。

　1965年にはアメリカ航空宇宙局（NASA）の援助を受けて，少量で完全な栄養必要量を満たした低残渣性の宇宙食が開発された。

　その後，CDDの病態栄養への応用が開始され，1968年にアメリカでVivonexが発売された。1976年に千葉大学第二外科（当時）がCDDを成分栄養剤（ED：elemental diet）として初めてわが国に紹介し，味の素がVivonexの技術を導入して成分栄養剤の開発を開始し，1981年に医薬品である経腸栄養剤エレンタールが発売された。

> **コラム　宇宙船のトイレと宇宙食**
>
> 　アメリカの宇宙開発の歴史で，有人飛行はマーキュリー計画（1959～1963）からジェミニ計画（1965～1966），そしてアポロ計画（1961～1972）へと発展した。いずれも小さな宇宙船なのでトイレを設けるスペースはなく，宇宙飛行士は出発前に浣腸を受けて消化管内を空にし，オムツをして宇宙船に乗り込んだ。人間を地球周回軌道にのせたマーキュリー計画の飛行時間は最長で5時間ほどであったため，それで事足りたようである。しかし，ランデブー，ドッキングや宇宙遊泳などを試験したジェミニ計画の最長飛行時間は16日，アポロ計画は月までの往復で月面着陸もあるからそうはいかず，排泄物は袋に受けて保管したという。現在の国際宇宙ステーションにはトイレが設置されている。
>
> 　NASAは当初はトイレ事情を考慮して，低残渣性の合成宇宙食を検討したが，当然に美味しくない。結局，味に配慮したものとなり，マーキュリー計画ではアルミチューブに入った宇宙食（アップルソースや野菜ペーストなど）を食べた。ジェミニ計画で中間水分食品（ドライフルーツなど）や乾燥食品が登場し，アポロ計画ではお湯が使用できた。低残渣性の合成宇宙食開発は頓挫したが，現在ではそれが成分栄養剤として医療に役立っている。

# Ⅱ　経腸栄養剤，濃厚流動食の種類

## 1　経腸栄養剤（医薬品）の種類

　経腸栄養剤は，窒素源の違いにより成分栄養剤（ED：elemental diet），消化態栄養剤（oligomeric diet），半消化態栄養剤（LRD：low residue diet）の3種類がある（表5-2）。

表5-2　経腸栄養剤（医薬品）の種類

|  | 成分栄養剤<br>(elemental diet) | 消化態栄養剤<br>(oligomeric diet) | 半消化態栄養剤<br>(low residue diet) |
|---|---|---|---|
| 窒素源 | アミノ酸 | アミノ酸，ジペプチド，トリペプチド | タンパク質 |
| 粉末状 | エレンタール，エレンタールP |  |  |
| 液状 |  | ツインラインNF | ラコールNF，エンシュア・リキッド，エンシュア・H，エネーボ |
| 半固形 |  |  | ラコールNF半固形剤 |

## 1.1　成分栄養剤

　成分栄養剤には，エレンタール（EAファーマ）と乳幼児用のエレンタールP（EAファーマ）がある。いずれも粉末状の製品である（表5-2）。

　成分栄養剤の窒素源はアミノ酸の混合物で，糖質はデキストリンが使用されている。脂質はエレンタール，エレンタールPとも大豆油が配合されているが含量は極めて少なく，脂質％エネルギーはエレンタールで1.5％E，エレンタールPで8％Eである。したがって，必須脂肪酸含量も少ない。脂質含量が少ない分，糖質％エネルギーはエレンタールで84％E，エレンタールPで80％Eと高く，そのために浸透圧が高い。成分栄養剤の主要成分組成を表5-3に示した。

　成分栄養剤はほとんど消化を必要としないので，消化・吸収能の低下した吸収不良症候群（短腸症候群など），炎症性腸疾患（クローン病），膵疾患などに使用される。

　なお，成分栄養剤は脂質含量が極端に少ないため，長期投与の場合には必須脂肪酸欠乏を招くことがある。そのため，脂肪乳剤の静脈投与が必要である。また，浸透圧が高いので，浸透圧性の下痢に注意を要する。

## 1.2　消化態栄養剤

　消化態栄養剤は，ツインラインNF（大塚製薬工場）だけである（表5-2）。ツインラインNFは2液（A液とB液）構成の液状製品で，両液を全量等量混合して使用する。混合調製液の濃度は1.0kcal/mLである。

　ツインラインNFの窒素源は乳タンパク質加水分解物であり，主成分はジペプチド，トリペプチド（ペプチド：アミノ酸の結合体）とアミノ酸で，タンパク質を含有しない。糖質はデキストリンで，％エネルギーは59％Eと成分栄養剤に比較して低く，そのために浸透圧も低い。脂質はトリカプリリンとサフラワー油が使用され，％エネルギーは25％Eで，成分栄養剤に比べて十分な量が添加されている。トリカプリリンは中鎖脂肪（MCT：medium-chain triglyceride）の一種で，一般食用油脂である長鎖脂肪（LCT：long-chain triglyceride）に比較して，消化・吸収およびエネルギー代謝が速い特徴を有する。サフラワー油はLCTの一種で，n-6系（ω6系）必須脂肪酸の供給源である。消化態栄養剤（ツインラインNF）の主要成分組成を表5-3に示した。

　窒素源のジペプチド，トリペプチドとアミノ酸はそのまま吸収されるので，成分栄養剤と同様に，消化・吸収能の低下した短腸症候群やクローン病などに使用される。脂質含量が成分栄養剤に比較して多いため，クローン病のように脂質投与を避けたい病態では使用時に制限される場合もあるが，一方では，必須脂肪酸は十分に供給されるので，脂肪乳剤の静脈投与は必要ない。浸透圧が成分栄養剤よりは低いので，周術期*，特に，術後の栄養管理には有効で使いやすいとされる。

　　＊周術期：患者の手術中（術中）とその前後（術前，術後）を含む一連の期間をいう。

## Ⅱ 経腸栄養剤，濃厚流動食の種類

**表5-3 主な経腸栄養剤（医薬品）の主要成分組成**

| | 成分栄養剤 | 消化態栄養剤 | 半消化態栄養剤 | | |
|---|---|---|---|---|---|
| 製品名 | エレンタール | ツインラインNF | ラコールNF | エンシュア・リキッド | エネーボ |
| 販売 | EAファーマ | 大塚製薬工場 | 大塚製薬工場 | アボットジャパン | アボットジャパン |
| 性状 | 粉末状 | 液状 | 液状 | 液状 | 液状 |
| 包装（内容量/包） | アルミパウチ（80g） | アルミパウチ（400mL：A液200mL，B液200mL） | アルミパウチ（200mL）バッグ（400mL） | 缶（250mL）バッグ（500mL） | 缶（250mL） |
| エネルギー | 300kcal/80g | 400kcal/400mL | 200kcal/200mL 400kcal/400mL | 250kcal/250mL 500kcal/500mL | 300kcal/250mL |
| 濃度（kcal/mL） | | 1.0 | 1.0 | 1.0 | 1.2 |
| 窒素源 | アミノ酸 | 乳タンパク質加水分解物，アミノ酸 | カゼイン，分離大豆タンパク質 | カゼイン，分離大豆タンパク質 | 分離（牛乳，大豆）タンパク質，濃縮乳清タンパク質 |
| g/100kcal | 4.4 | 4.1 | 4.4 | 3.5 | 4.5 |
| %エネルギー | 17.6 | 16 | 18 | 14 | 18 |
| 脂質 | 大豆油 | MCT，サフラワー油 | MCT，シソ油，大豆油，パーム油 | トウモロコシ油 | 高オレイン酸ヒマワリ油，MCT，なたね油，魚油 |
| g/100kcal | 0.17 | 2.8 | 2.2 | 3.5 | 3.2 |
| %エネルギー | 1.5 | 25 | 20 | 31 | 29 |
| 糖質 | デキストリン | デキストリン | マルトデキストリン，精製白糖 | デキストリン，精製白糖 | デキストリン，精製白糖 |
| g/100kcal | 21.1 | 14.7 | 15.6 | 13.7 | 13.2 |
| %エネルギー | 84.4 | 59 | 62 | 55 | 53 |
| n-3/n-6 | 1/6.7 | | 1/3 | | 1/4 |
| 浸透圧（mOsm/L） | 755 | 470〜510 | 330〜360 | 約330 | 約350 |
| その他成分 | | | | | 難消化性デキストリン，フラクトオリゴ糖，大豆多糖類，カルニチン |
| 消化 | ほとんど不要 | ほとんど不要 | 必要 | 必要 | 必要 |
| 風味 | 悪い | 悪い | 良い | 良い | 良い |

注）このほか，成分栄養剤にはエレンタールP（EAファーマ），半消化態栄養剤にはエンシュア・H（アボットジャパン）がある。

## 1.3 半消化態栄養剤

半消化態栄養剤には，ラコールNF（大塚製薬工場），エンシュア・リキッド（アボットジャパン），エンシュア・H（アボットジャパン），エネーボ（アボットジャパン）があり，いずれも液状製品である（表5-2）。

半消化態栄養剤は窒素源がタンパク質であり，乳タンパク質（カゼイン，乳清タンパク質）や大豆タンパク質が使用される。タンパク質の％エネルギーは14〜18％Eである。糖質はデキストリンと精製白糖（砂糖の主成分）が使用され，糖質％エネルギーは53〜62％Eである。脂質は製品によって異なる。エンシュア・リキッドとエンシュア・Hはトウモロコシ油でn-6系脂肪酸を配合した。ラコールNFはエゴマ油（シソ油）でn-3系脂肪酸，大豆油でn-6系脂肪酸を供給し，n-3系/n-6系のバランスを考慮した。また，トリカプリリンを使用して，脂質の吸収不全に配慮した。エネーボはオレインリッチタイプのヒマワリ油，MCT，なたね油および魚油をそれぞれ配合した。各製品の脂質％エネルギーは20〜31％Eである。半消化態栄養剤の主要成分組成を表5-3に示した。

半消化態栄養剤は消化を必要とするため，消化管機能が正常，または障害があっても軽度で，経口摂取が不可能もしくは不十分な患者に使用される。脳血管障害や食道疾患で，経口摂取のみでは十分な栄養管理ができない患者には，半消化態栄養剤の投与が勧められる。

## 2 濃厚流動食（食品）の種類

濃厚流動食には，自然食品流動食と人工濃厚流動食とがある。

### 2.1 自然食品流動食

自然食品流動食は，自然食品をそのまま利用してつくる流動食で，病院内で食事をミキサーにかけて調製されるミキサー食も，自然食品流動食の一種である。市販製品

---

**コラム　なぜ，「半」消化態なのか？**

半消化態栄養剤の窒素源には未消化のタンパク質が配合されていることから，本来は「未」消化態，あるいは「非」消化態というべきであるが，なぜ，「半」消化態なのか。「半」がいつごろから使われ出したのかはわからないが，今日ではこの用語が定着していて，誰も不思議に思わない。これについてある外科医の話が伝わっている。いわく，消化管の手術後に栄養チューブの先端を胃ではなく，小腸に留置してこの栄養剤を投与しても，ちゃんと吸収される。だから，「半分」くらいは消化されたような栄養剤と考えてよいではないか。それで「半」消化態だ，と。

には，オクノス流動食品A（ホリカフーズ）とオクノス流動食品C（ホリカフーズ）がある（表5-4）。濃度はいずれもほぼ1.0kcal/mLである。

自然食品流動食は，窒素源として乳タンパク質（牛乳）や卵タンパク質（鶏卵）をそのまま使用しており，ほかにニンジン，脱脂粉乳や卵パウダーなどを原料とする。そのために風味がよく経口栄養法に適するが，粘度が高いので，経腸栄養法に用いる場合には径の太いチューブを使用する必要がある。オクノス流動食品Aの主要成分組成を表5-4に示した。

自然食品流動食は基本的に食事を流動化したものであり，通常の食事と同じく，消化・吸収機能が十分な患者が対象になる。

## 2.2 人工濃厚流動食

人工濃厚流動食は，自然食品を人工的に処理した原料を用いてつくる濃厚流動食で，経腸栄養剤と同様に消化態と半消化態がある。ここではそれぞれを，消化態濃厚流動食，半消化態濃厚流動食と記す。

### 2.2.1 消化態濃厚流動食

消化態濃厚流動食には，ペプチーノ（テルモ），ペプタメンスタンダード（ネスレ日本），ペプタメンAF（ネスレ日本），ハイネイーゲル（大塚製薬工場）がある（表5-4）。ペプチーノは濃度1.0kcal/mL，ペプタメンスタンダードとペプタメンAFは濃度1.5kcal/mLの液状高濃度製品，ハイネイーゲルは水分補給に配慮した0.8kcal/mLの低濃度液状製品である。

窒素源はいずれもタンパク質の加水分解物を使用しており，ペプチーノとペプタメンスタンダードおよびペプタメンAFは乳清タンパク質分解物，ハイネイーゲルは大豆ペプチドとコラーゲンペプチドである。ただし，加水分解の程度はいずれの製品も未公開であり，消化態栄養剤のように，ジペプチド，トリペプチドとアミノ酸の混合物まで分解されているかは不明である。糖質はいずれもデキストリンを使用している。脂質は，ペプタメンはMCTとなたね油，ハイネイーゲルは米油（n-6系脂肪酸源）とエゴマ油（n-3系脂肪酸源）で，ペプチーノは脂質を含有しない。なお，ハイネイーゲルは投与後に胃内でゲル状に変化する製品である。消化態濃厚流動食の主要成分組成を表5-4に示した。

### 2.2.2 半消化態濃厚流動食

半消化態濃厚流動食は濃厚流動食では最も種類が多く，主な製品には，ハイネバッグ（大塚製薬工場），アイソカルシリーズ（ネスレ日本），サンエットシリーズ（ニュートリー），メイバランスシリーズ（明治），CZ-Hiシリーズ（クリニコ），テルミールシリーズ（テルモ）などがあり，ほかにも数多くの製品が販売されている（表5-4）。濃度は1.0kcal/mLの製品が多いが，テルミールミニ（1.6kcal/mL）のような高濃度製品もある。

**表5-4　主な濃厚流動食（食品）の主要成分組成**

| | 消化態濃厚流動食 | | | 半消化態濃厚流動食 | |
|---|---|---|---|---|---|
| 製品名 | ペプチーノ | ペプタメンスタンダード | ハイネイーゲル | ハイネバッグ | アイソカルRTU |
| 販売 | テルモ | ネスレ日本 | 大塚製薬工場 | 大塚製薬工場 | ネスレ日本 |
| 性状 | 液状 | 液状 | 液状（胃内でゲル化） | 液状 | 液状 |
| 包装（内容量/包） | 紙パック（200 mL） | 紙パック（200 mL） | バッグ（375 mL, 500 mL） | バッグ（300 mL, 400 mL） | 紙パック（200 mL, 1,000 mL） |
| エネルギー | 200 kcal/200 mL | 300 kcal/200 mL | 300 kcal/375 mL<br>400 kcal/500 mL | 300 kcal/300 mL<br>400 kcal/400 mL | 200 kcal/200 mL<br>1,000 kcal/1,000 mL |
| 濃度(kcal/mL) | 1.0 | 1.5 | 0.8 | 1.0 | 1.0 |
| 窒素源 | 乳清タンパク質分解物 | 乳清タンパク質分解物 | 大豆タンパク酵素分解物，コラーゲン加水分解物，アミノ酸 | カゼイン | 大豆タンパク質，カゼイン |
| g/100 kcal<br>％エネルギー | 3.6<br>14 | 3.5<br>14 | 4.0<br>16 | 5.0<br>20 | 3.3<br>13.2 |
| 脂質 | | MCT，なたね油 | 米油，エゴマ油，MCT | 米油，シソ油，MCT | 大豆油，MCT |
| g/100 kcal<br>％エネルギー | 0<br>0 | 4.0<br>36 | 2.2<br>20 | 2.3<br>20 | 4.2<br>37.7 |
| 糖質 | デキストリン | デキストリン | マルトデキストリン | マルトデキストリン | デキストリン，ショ糖 |
| g/100 kcal<br>％エネルギー | 21.4<br>86 | 12.5<br>50 | 16.8（炭水化物）<br>64 | 15.7（炭水化物）<br>60 | 12.0<br>49.1 |
| n-3/n-6 | | | 1/3 | 1/3 | |
| 食物繊維(g/100 kcal) | − | − | 1.4 | 1.2 | 0.6 |
| 浸透圧(mOsm/L) | 470 | 520 | 約360 | 約370 | 280 |
| その他成分 | | | セルロース，ペクチン | グアーガム分解物，ラクトスクロース，セルロース | グアーガム分解物 |

注）このほか，消化態濃厚流動食にはペプタメンAF（ネスレ日本）が，自然食品流動食にはオクノス流動食品Cがある。半消化態濃厚流動食は一例を掲載。

## Ⅱ 経腸栄養剤，濃厚流動食の種類

| | 半消化態濃厚流動食 | | | | 自然食品流動食 |
|---|---|---|---|---|---|
| サンエット-SA | メイバランス1.0 | CZ-Hi | テルミールミニ | オクノス流動食品A |
| ニュートリー | 明治 | クリニコ | テルモ | ホリカフーズ |
| 液状 | 液状 | 液状 | 液状 | 液状 |
| 紙パック（200 mL，1,000 mL）バッグ（300 mL，400 mL） | 紙パック（200 mL，1,000 mL）バッグ（200 mL，300 mL，400 mL） | 紙パック（200 mL，1,000 mL）バッグ（200 mL，300 mL，400 mL） | 紙パック（125 mL） | アルミパウチ（200 mL） |
| 200 kcal/200 mL 300 kcal/300 mL 400 kcal/400 mL 1,000 kcal/1,000 mL | 200 kcal/200 mL 300 kcal/300 mL 400 kcal/400 mL 1,000 kcal/1,000 mL | 200 kcal/200 mL 300 kcal/300 mL 400 kcal/400 mL 1,000 kcal/1,000 mL | 200 kcal/125 mL | 208 kcal/200 mL |
| 1.0 | 1.0 | 1.0 | 1.6 | 約1.0 |
| 乳タンパク質，カゼイン，アミノ酸，コラーゲンペプチド（ゼラチンを含む） | 乳タンパク質，カゼイン | 乳清タンパク質，大豆タンパク質，カゼイン | 乳タンパク質，カゼイン | 牛乳，脱脂粉乳，米，卵パウダー，乳タンパク質，粉末状大豆タンパク質 |
| 5.5 | 4.0 | 5.0 | 3.7 | 5.1 |
| 22 | 16 | 20 | 14 | 20 |
| 植物油，MCT，精製魚油 | なたね油，パーム分別油 | 植物油，精製魚油 | 植物油 | 牛乳，米，卵パウダー，植物油脂 |
| 2.22 | 2.8 | 2.2 | 3.8 | 2.7 |
| 20 | 26 | 20 | 34 | 23 |
| デキストリン，砂糖 | デキストリン，ショ糖 | デキストリン | デキストリン，砂糖 | 牛乳，米，マルトース，デキストリン，卵パウダー |
| 14.0 | 14.5 | 17.1（炭水化物） | 13.0（炭水化物） | 14.7（炭水化物） |
| 56 | 58 | 60 | 52 | 57 |
| 1/2.8 | 1/3.2 | 1/3.3 | 1/3.8 | 1/22.3 |
| 2.0 | 1.0 | 2.4 | 0.3 | 0.5 |
| 309（紙パック），292（バッグ） | 380 | 300 | 390 | 496 |
| 難消化性デキストリン，ガラクトオリゴ糖，カルニチン | 難消化性デキストリン，シャンピニオンエキス | 豆乳，難消化性デキストリン，ラクチュロース，セルロース | セルロース，難消化性デキストリン（コーンスープ味） | ニンジン，パン粉，セルロース |

129

窒素源はタンパク質で，乳タンパク質や大豆タンパク質が使用され，一部製品にコラーゲンや小麦の加水分解物（ペプチド）が配合されている。糖質はおおむねデキストリンが使用され，砂糖を配合している製品も多い。脂質は，多くの製品がn-3系脂肪酸とn-6系脂肪酸のバランスを考慮しており，魚油を配合した製品もある。また，消化・吸収が速やかな中鎖脂肪（MCT）を使用した製品も多い。主な半消化態濃厚流動食の主要成分組成を表5-4に示した。

半消化態濃厚流動食は，半消化態栄養剤（医薬品）と同じように使用される。

## 2.3　総合栄養食品

2009年に特別用途食品の制度が改定され，病者用食品（許可基準型）に低タンパク質食品，アレルゲン除去食品および無乳糖食品と並んで「総合栄養食品」が追加され，ここに濃厚流動食を位置づけることになった。総合栄養食品は，「疾患等により経口摂取が不十分な者の食事代替品として，液状又は半固形状で適度な流動性を有していること」と定められ，許容される表示範囲は「食事として摂取すべき栄養素をバランスよく配合した総合栄養食品で，疾患等により通常の食事で十分な栄養を摂ることが困難なものに適している旨」とされている。総合栄養食品として登録されている濃厚流動食は，2017年末でCZ-Hi（クリニコ），ハイネ，ハイネバッグ，ハイネゼリー，ハイネゼリーAQUA（いずれも大塚製薬工場）がある。

なお，総合栄養食品のカテゴリーが定められたことで，問題が一つ発生した。現在多くの濃厚流動食が登録されている「栄養機能食品」では使用が認められているグルコン酸亜鉛とグルコン酸銅が，総合栄養食品では使用できないことである。しかし，食品添加物の改定が検討されており，近い将来には，総合栄養食品にもグルコン酸亜鉛とグルコン酸銅の使用が認められるものと思われる。

### コラム　亜鉛酵母と銅酵母

一般食品の濃厚流動食には亜鉛と銅の化合物が添加できないため，代用として亜鉛酵母と銅酵母を使用している製品も多い。亜鉛酵母や銅酵母等のいわゆるミネラル酵母は，酵母の培養時に亜鉛，銅ほかの無機塩を取り込ませて酵母内の含有量を高めたもので，食品原料として販売されている。亜鉛や銅のほかカルシウム，鉄，マグネシウム，クロム，セレン，バナジウム，マンガン，モリブデンなどの種類があり，欧米では30年以上の歴史がある。

ただし，酵母の培養時に添加した無機塩類が，完全に酵母内に取り込まれず製品に（酵母外に）残留する懸念があり，特に，指定外添加物（亜鉛の場合は酸化亜鉛や塩化亜鉛など）を使用した製品では，食品衛生法に関連して注意が必要である。今後は，ミネラル酵母の製造・販売について，何らかの規制が行われる可能性がある。

# Ⅲ 経腸栄養剤，濃厚流動食の性状と風味

## 1 性　状

経腸栄養剤，濃厚流動食ともに，性状によって粉末状，液状，半固形化に分けられる（表5-2，5-4）。

### 1.1 粉末状

粉末状経腸栄養剤には，成分栄養剤エレンタールとエレンタールP（いずれもEAファーマ）があり，粉末状濃厚流動食はない。

粉末状経腸栄養剤（食）は液状に比較して軽く，持ち運びに便利である。使用時に水または微温湯（ぬるま湯）に溶解して調製するが，患者の体調によって，低濃度に溶解して浸透圧性の下痢の発生を抑制したり，高濃度に調製して経管投与時の投与時間を短縮するなどの調節が可能である。

一方で，使用のたびに溶解する手間と，溶解後の器具類の洗浄が負担になる。溶解時の細菌汚染も問題で，粉末製品は細菌を完全に死滅させる滅菌操作ができないうえに，溶解時に使用する容器や水の細菌汚染が重なると，見た目には異常がなくとも細菌数が急激に増加して，それが下痢発生の原因となることもある。

### 1.2 液　状

液状経腸栄養剤（食）は粉末状に比較して重く，持ち運びに不便であるが，溶解調製の手間がなく，そのまま使用できる利点がある。

また，液状製品は滅菌操作が可能なので，開封時までは無菌状態が保たれている。開封後に投与容器に注入する際に細菌汚染が生じる可能性はあるが，投与システム（投与容器，栄養セットなど）が清浄・殺菌されていれば，通常の投与条件下での細菌増殖はほとんどない。また最近では，栄養セットを直に接続してそのまま投与できるバッグタイプの製品（Ready-to-Hang製品）が多くみられ，まったく開封しないで無菌的な投与が可能である。

### 1.3 半固形化

近年，液状の栄養剤（食）を，寒天やペクチンなどで粘度を高めてドロリとした状態や，プリンのように固めた状態にして使用する方法が広まりつつある。液状栄養剤（食）の粘度を高くすることを半固形化するといい，その状態を半固形（semi-solid）という。半固形とは，液体と固体の両方の性質を持ち，液体より固体に近い半流動体と定義される。

半固形化経腸栄養剤（食）は，当初は液状栄養剤（食）に増粘剤を加えて手づくり

第5章　経腸栄養剤

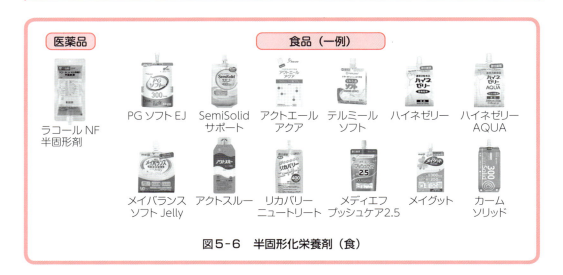

図5-6　半固形化栄養剤（食）

で調製されたが，現在は製品が販売されている。半固形化栄養食（食品）は，ハイネゼリー（大塚製薬工場），テルミールソフト（テルモ），メディエフプッシュケア2.5（ネスレ日本），メイバランスソフトJelly（明治），カームソリッド（ニュートリー），アクトスルー（クリニコ），リカバリーニュートリート（ニュートリー）ほか，多くの製品が販売されている。2014年には，わが国初の半固形化栄養剤（医薬品）であるラコールNF半固形剤（大塚製薬工場）が発売された（図5-6）。

## 2　風　　味

経腸栄養剤のうちで，成分栄養剤には独特のアミノ酸臭があり，長期の経口摂取には困難を伴う。また，消化態栄養剤には窒素源のタンパク質加水分解物に由来する特異な臭気と苦味があり，経口摂取には不向きである。しかし，患者は経口摂取の可能な病態では飲用する場合も多く，特にクローン病の栄養療法では，1日に2,000 kcal（1 kcal/mLの濃度で2 L）近くを長期にわたって経口摂取することもある。また，これらの製品を経管投与する場合でも，投与後に噯気（げっぷ）を発すると病室に異臭が漂い，患者自身のみならず周囲にも迷惑を及ぼす。そのために，患者からは風味の改良が望まれている。メーカーも製品の風味の改善を試みているが，医薬品を改良するためには，場合によっては効能・効果，安全性などのデータを改めて収集し，医薬品として承認申請する必要があり，容易ではない。そこで，栄養剤に溶解して風味をつけるための添加フレーバーを，無償で提供しているメーカーもある。

半消化態栄養剤は，窒素源にタンパク質を使用しているため，窒素源に由来する風味の悪さはほとんどなく，成分栄養剤や消化態栄養剤に比べて経口摂取に適している。それでも長期間の飲用では「飽き」がくるため，製品自体の風味の多様化を行っている。例えば，ラコールNFにはミルク，コーヒー，バナナ，コーン風味が，エン

シュア・リキッドにはコーヒー，バニラ，ストロベリー風味が，それぞれ用意されている。

一方で，濃厚流動食は当初から風味を考慮して開発された製品が多く，特に，半消化態濃厚流動食の多くは，多様な風味の製品がシリーズとして販売されている。そのため，添加フレーバーを用意する必要性は少ない。

# Ⅳ 経腸栄養剤，濃厚流動食の成分原料

これまで述べてきた栄養剤（食）は，それだけで患者の栄養管理ができる完全栄養剤（食）であり，タンパク質（窒素源），脂質，糖質，ビタミン類，ミネラル類の必要十分量が配合されている。使用できる原材料が経腸栄養剤と濃厚流動食で異なることは，前述したとおりである。

## 1 窒素源

タンパク質は人体の重要な構成成分である。栄養剤（食）には，タンパク質のほか，タンパク質加水分解物あるいはアミノ酸が使用されるので，ここではそれらを，窒素源と総称する。

### 1.1 タンパク質

タンパク質は，半消化態栄養剤（食）の窒素源であり，タンパク質としての栄養価が極めて高いとされる乳タンパク質（カゼイン）や大豆タンパク質が使用される。いずれも天然物であるため，均質なものを十分に，かつ，継続的に入手できることを考慮する必要がある。

### 1.2 タンパク質加水分解物

タンパク質加水分解物は，消化態栄養剤（食）の窒素源である。このうち，アミノ酸が2～10個結合したペプチドをオリゴペプチドといい，そのうちアミノ酸が2個結合したものをジペプチド，3個結合したものをトリペプチドという。

消化態栄養剤ツインラインNFの窒素源である乳タンパク質加水分解物は，ジペプチド，トリペプチドとアミノ酸の混合物である。ジペプチド，トリペプチドの吸収には$H^+$依存性のペプチドトランスポーターが作用し，アミノ酸の吸収には$Na^+$依存性のアミノ酸トランスポーターが働く。両トランスポーターはそれぞれ独立して駆動し，その結果，ジペプチド，トリペプチドはアミノ酸単独よりも吸収が速く，また消化を必要とするタンパク質と比べても当然に吸収が速やかな利点がある。タンパク質の消化と吸収の機構を図5-7に示した。

第5章　経腸栄養剤

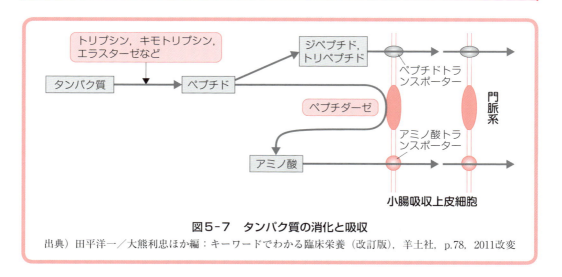

**図5-7　タンパク質の消化と吸収**
出典）田平洋一／大熊利忠ほか編：キーワードでわかる臨床栄養（改訂版），羊土社，p.78，2011改変

　一方で消化態濃厚流動食には，卵タンパク質，乳清タンパク質，大豆タンパク質やコラーゲンの加水分解物が使用されている．しかし，加水分解の程度が未公開で，ジペプチド，トリペプチドの含有割合も不明である．したがって，消化態濃厚流動食の窒素源が，ツインラインNFの乳タンパク質加水分解物のようにそのままで吸収されるのか，あるいは，さらなる消化を必要とするのかはわからない．

### 1.3　アミノ酸

　アミノ酸は，成分栄養剤エレンタールとエレンタールPの窒素源であり，両製品には結晶アミノ酸の混合物が使用されている．

## 2　脂　　質

　脂質は1g当たり9kcalのエネルギーを供給し，人体にとってはタンパク質や糖質に比べて効率のよいエネルギー源である．また，必須脂肪酸の供給源でもある．

### 2.1　飽和脂肪酸と不飽和脂肪酸

　飽和脂肪酸は二重結合がなく，主なものとして，ラウリン酸，ミリスチン酸，パルミチン酸，ステアリン酸がある．飽和脂肪酸は生体の重要なエネルギー源であるが，多量の摂取は冠動脈疾患や肥満の原因となり，逆に，少なすぎるとコレステロール不足となり，血管が脆弱となって脳出血が起こる可能性がある．飽和脂肪酸は牛肉やバターなどの動物性脂肪，ヤシ油やココナッツ油などの植物性脂肪に多く含まれる．
　不飽和脂肪酸は，二重結合の数に従って一価不飽和脂肪酸と多価不飽和脂肪酸に分けられる．一価不飽和脂肪酸は一つの二重結合を有する脂肪酸で，オレイン酸やパルミトレイン酸がある．オレイン酸はオリーブ油やキャノーラ油に，パルミトレイン酸

はマカダミア油に含まれている。多価不飽和脂肪酸は二重結合を複数持つ脂肪酸で，n-6系脂肪酸とn-3系脂肪酸が含まれる。n-6系脂肪酸にはリノール酸とその代謝物であるγ-リノレン酸，アラキドン酸などがあり，n-3系脂肪酸にはα-リノレン酸とその代謝物であるエイコサペンタエン酸（EPA：eicosapentaenoic acid），ドコサヘキサエン酸（DHA：docosahexaenoic acid）などがある。

## 2.2 非必須脂肪酸と必須脂肪酸

　非必須脂肪酸は体内で別の脂肪酸から合成される脂肪酸で，飽和脂肪酸と一価不飽和脂肪酸がこれに相当する。一方，必須脂肪酸は体内で別の脂肪酸から合成されない脂肪酸で，多価不飽和脂肪酸がこれに相当し，食品から摂取しなければならない。必須脂肪酸にはn-6系脂肪酸とn-3系脂肪酸の2種類がある。

　リノール酸は代表的なn-6系脂肪酸であり，体内で二重結合付加反応と鎖長延長化反応を受けて，アラキドン酸へと変換される。アラキドン酸からは，エイコサノイドと呼ばれる種々の生理活性物質であるプロスタグランジン（PG）$D_2$，プロスタサイクリン（$PGI_2$），トロンボキサン（TX）$A_2$，ロイコトリエン（LT）$B_4$などが産生される。これらは，血管透過性亢進，血管拡張，組織破壊などの作用を有する強い炎症性メディエーターであり，摂取しすぎると過剰な炎症を起こすことがある。なお，n-6系脂肪酸の中間代謝物であるジホモγ-リノレン酸からは$PGE_1$，$TXA_1$といったエイコサノイドが産生されるが，これらは，炎症性メディエーターとしての活性が弱い。リノール酸は，サフラワー油（ベニバナ油），サンフラワー油（ヒマワリ油），コーン油，大豆油に多く含まれる（注：ここでは，サフラワー油とサンフラワー油はハイリノレイックタイプを指す。p.137のコラム参照）。

　一方，α-リノレン酸は代表的なn-3系脂肪酸であり，やはり体内で二重結合付加反応と鎖長延長化反応を受けて，EPAさらにDHAへと変換される。EPAからは$PGE_3$，$TXA_3$，$LTB_5$などのエイコサノイドが産生されるが，これらは，炎症性メディエーターとしての活性が弱い。α-リノレン酸はエゴマ油（シソ油）やアマニ油に，EPAとDHAは魚油に多く含まれる。

　n-6系脂肪酸とn-3系脂肪酸の代謝と，それぞれの系列から産生されるエイコサノイドの種類を図5-8に示した。

## 2.3 n-6系脂肪酸とn-3系脂肪酸のバランス

　1980～90年代に開発された経腸栄養剤には，リノール酸を多く含むサフラワー油やコーン油が使用され，n-3系脂肪酸はほとんど含まれていなかった。その後，n-3系脂肪酸の役割が認識され，現在では，経腸栄養剤のラコールNFやエネーボ，多くの濃厚流動食に，n-3系脂肪酸を多く含むエゴマ油（シソ油）や魚油が配合されるようになった。

　ところで，n-6系脂肪酸とn-3系脂肪酸は前述したとおり，生体内で二重結合付加

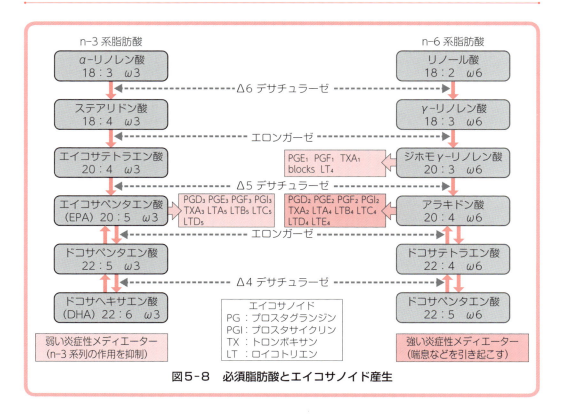

図5-8　必須脂肪酸とエイコサノイド産生

反応と鎖長延長化反応という酵素反応を受けて代謝される。ところが，これらの酵素はn-6系とn-3系の両系に同じように働くため，一方の代謝が強まれば他方が弱まる競合関係にある。また，アラキドン酸由来のエイコサノイドとEPA由来のエイコサノイドは，生理活性において競合状態にある。したがって，生体にとっては両者がバランスよく作用することが重要であり，そのためには，n-6系脂肪酸とn-3系脂肪酸をバランスよく摂取することが求められる。両者のバランス指標として用いられるのがn-3/n-6比であり，日本人の栄養摂取は1対5程度，母乳は1対2～11である。一般的には1対1～3が妥当とされており，ラコールNFは1対3となっている。

## 2.4　中鎖脂肪酸と中鎖脂肪

中鎖脂肪酸（MCFA：medium-chain fatty acid）とは，脂肪酸の炭素数が6～10のものをいう。炭素数が4以下のものは短鎖脂肪酸（SCFA：short-chain fatty acid），12以上のものは長鎖脂肪酸（LCFA：long-chain fatty acid）である。栄養学的に知られているMCFAには，カプロン酸（6：0），カプリル酸（8：0），カプリン酸（10：0）があり，すべて飽和脂肪酸である。

MCFAのみで構成されるトリグリセライド（TG：triglyceride）を，中鎖脂肪（MCT）という。これに対して，一般の食用油脂であるサフラワー油，大豆油，コーン油等は，LCFAのみで構成されるTGで，長鎖脂肪（LCT）という。MCTは，ヤシ油やパ

ーム核油に多く含まれるMCFAを抽出してグリセリンと反応させて製造される半合成油で，食用油脂として販売されている。MCTには，MCFAの組み合わせで何種類かの製品があり，例えば，ツインラインNFとラコールNFに配合されているMCTは，カプリル酸のみで構成されるトリカプリリン（tricaprylin）である。

### 2.4.1　中鎖脂肪の消化・吸収

MCTは，LCTに比較して，消化・吸収が速やかである。

LCTは経口摂取されると，膵リパーゼで遊離LCFAとモノグリセライド（MG：monoglyceride）に分解され，LCFAは胆汁酸の作用で水溶性のミセルを形成し，小腸

---

**コラム　植物油のあれこれ**

〈サフラワー油とサンフラワー油〉

サフラワー油（safflower oil）はベニバナ（紅花）油，サンフラワー油（sunflower oil）はヒマワリ油である。いずれもn-6系脂肪酸であるリノール酸を多く含む食用油脂の代表格として知られてきたが，近年は様子が異なってきた。

サフラワー油は，これまでのリノール酸含有率が75％程度のハイリノレイックタイプに代わって，オレイン酸を77％程度含むハイオレイックタイプが出回り，現在のサフラワー油のほとんどは，ハイオレイックタイプに転換された。わが国では，かつてリノール酸のコレステロール低下作用が着目された時期もあったが，リノール酸過剰摂取の問題から，ハイオレイックタイプへの転換が進んだ。サンフラワー油も，1990年代まではリノール酸含有率が60％程度のハイリノレイックタイプが主流であったが，やはり，オレイン酸が80％以上のハイオレイックタイプへの転換が進んだ。

なお近年，アメリカでは，オレイン酸含有量が50％前後のミドルオレイックタイプが増加している。

〈シソ油とエゴマ油とゴマ油〉

シソ（紫蘇：Perilla frutescens var. crispa）とエゴマ（荏胡麻：Perilla frutescens var. frutescens）はいずれもシソ科の植物で，同種（Perilla frutescens）の変種であり，シソの種子から採れるシソ油と，エゴマの種子から採れるエゴマ油は同じものである。わが国では，「エゴマ」の名称になじみが薄いこともあり，エゴマ種子を搾った油をシソ油として販売されることが多い。ちなみにゴマ（胡麻）とエゴマ（荏胡麻）は名前は似ているが，ゴマ（Sesamum indicum）はゴマ科の植物であり，科目が異なる。ゴマの実から採れるゴマ油のα-リノレン酸含有率は0.3％程度とごく少なく，エゴマ油（シソ油）とはまったく異なる油脂である。

エゴマの利用の歴史は古く，遠く縄文時代にまでさかのぼる。荏胡麻の「荏」は地名にも残っており，東京都品川区の西部に位置する荏原（えばら）地区は，昔は「荏」が生い茂る「原」だったのかもしれない。

上皮から吸収される。その後，LCFAとMGは，再びエステル化されてTGとなる。そして，TGの周りにβ-アポタンパク質が結合してカイロミクロン（chylomicron）を形成し，リンパ管から胸管に入り，大循環を経由して肝臓や脂肪組織に運ばれる。

一方でMCTは，膵リパーゼによりMCFAとMGへと速やかに分解され，両者ともカイロミクロンを形成せずに，そのまま門脈から肝臓に運ばれる。また，一部はMCTのままで吸収され，門脈経由で肝臓に運ばれる。MCTは，LCTとは異なり，脂質でありながら水溶性栄養素と同様に吸収されることから，LCTに比較して消化・吸収が速い。そのため，経腸栄養剤や濃厚流動食には良好なエネルギー源としてよく使用される。脂肪の消化と吸収の機構を図5-9に示した。

### 2.4.2 中鎖脂肪酸のエネルギー代謝

肝臓に運ばれた脂肪酸（LCFA，MCFA）は，肝細胞内のミトコンドリア（mitochondria）でβ酸化されてエネルギーを産生するが，MCFAはLCFAに比較してエネルギー代謝が速い。

LCFAは活性化されて長鎖脂肪酸アシル-CoAとなり，カルニチン（carnitine）と結合してアシル-カルニチンとしてミトコンドリア膜を通過する。ミトコンドリア膜内でカルニチンを切り離したアシル-CoAは，β酸化されてエネルギーを産生する。

これに対して，MCFAが活性化された中鎖脂肪酸アシル-CoAは，ミトコンドリア膜の通過にカルニチンを必要としない。そのために，MCFAは速やかにミトコンドリア膜を通過して，かつ素早くβ酸化される（図5-10）。

---

**コラム　カルニチン**

カルニチン（L-carnitine）は，LCFAがミトコンドリア膜を通過するのに必要な物質である。ヒト体内のカルニチン保有量は約20gとされ，ほとんどが筋肉細胞に存在する。カルニチンの大部分は食事から摂取され，また，リシン（リジン）とメチオニンを原料として肝臓と腎臓で産生されるため，健常人では別途摂取する必要はないとされる。

一方，透析患者では，腎機能障害によりカルニチンの産生が減少しており，また，食事制限や食欲不振のため，カルニチンの摂取と生成原料であるリシンとメチオニンの摂取が減少する。さらに，1回の透析で血漿中カルニチンの70～80%が除去されるため，多くの透析患者では体内のカルニチン量が不足しており，外部から補給する必要がある。また，カルニチンを含有しない栄養剤（食）のみにより長期経腸栄養が行われる場合にも，外部から補給する必要があるほか，抗てんかん薬として使用頻度の高いバルプロ酸で，二次性カルニチン欠乏をきたすことが知られている。

カルニチンはわが国では，長年医薬品として使用されてきたが，2002年に食品としての使用が認可され，濃厚流動食への配合が可能となった。

Ⅳ　経腸栄養剤，濃厚流動食の成分原料

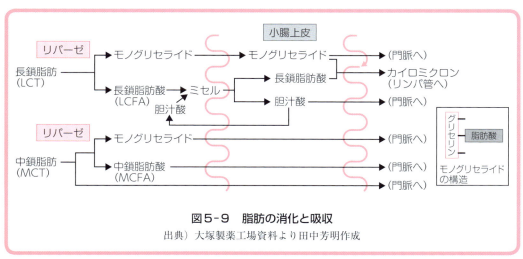

図5-9　脂肪の消化と吸収
出典）大塚製薬工場資料より田中芳明作成

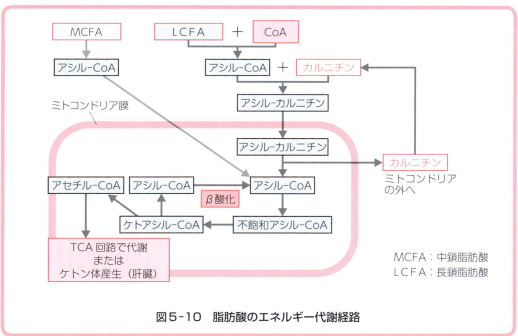

図5-10　脂肪酸のエネルギー代謝経路

## 3　糖　　質

　糖質とは，炭水化物から食物繊維を除いたものをいい，糖類（単糖類，二糖類）や三糖類以上の多糖類などを含む。

## 3.1　デキストリンとマルトデキストリン

ほとんどの栄養剤（食）では，糖質としてデキストリンやマルトデキストリンを使用し，グルコース（単糖類）やマルトース（二糖類）は使用しない。グルコースやマルトースは腸管からの吸収が速やかであるが，栄養剤（食）の浸透圧を極端に高めて浸透圧性下痢の発生の原因となり，また，加熱殺菌時の褐変化反応の原因となる。

デキストリンはグルコースが多数つながった重合体であり，コーンスターチや馬鈴薯デンプンをわずかに加水分解して製造される。マルトデキストリンはデキストリンをさらに加水分解したものである。

デキストリンもマルトデキストリンも甘さはほとんどないので，経口摂取しやすいようにショ糖（砂糖）を配合して甘味をつけた栄養剤（食）もある。

## 3.2　糖質の吸収・代謝

摂取された糖質は，膵液中のアミラーゼによる管腔内消化を受け，次いで，小腸粘膜上皮細胞に存在するマルターゼ，イソマルターゼやスクラーゼなどの消化酵素による膜消化を受けて，単糖類に分解されると同時に吸収される。単糖類の吸収は，糖トランスポーターによる能動輸送と単純拡散によって行われる。吸収された単糖類は門脈から肝臓に運ばれ，ガラクトースとフルクトースは肝臓でグルコースに転換される。グルコースは重要なエネルギー源であり，解糖系からTCA回路，電子伝達系を経てエネルギー（ATP：adenosine 5'-triphosphate）が産生される。

# 4　食物繊維

食物繊維は"ヒトの消化酵素で消化されない食物中の難消化性成分の総体"であり，非水溶性（不溶性）食物繊維と水溶性食物繊維がある。不溶性食物繊維としてはセルロース，リグニン，キチンなどがあり，水溶性食物繊維にはペクチン，グルコマンナン，アルギン酸，グアーガム分解物などがある。

## 4.1　食物繊維と経腸栄養

消化管術後の栄養管理は，手術部位の縫合不全を避けるために，消化管の安静を保つ必要がある。そのため，経腸栄養剤には排泄物を少なくするように無残渣性あるいは低残渣性が求められ，食物繊維は配合されなかった。その後，脳外科領域の高齢患者のように，消化管が正常な場合にも経腸栄養剤や濃厚流動食が使用されるようになり，また，食物繊維の種々の生理効果も明らかになって，経腸栄養での食物繊維の利用が図られるようになった。

現在，経腸栄養剤には食物繊維を配合した製品はないが，濃厚流動食の多くには食物繊維が配合されている。

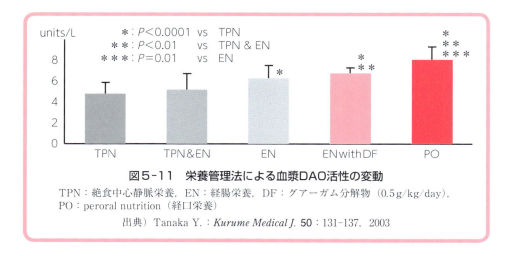

図5-11　栄養管理法による血漿DAO活性の変動
TPN：絶食中心静脈栄養，EN：経腸栄養，DF：グアーガム分解物（0.5g/kg/day），
PO：peroral nutrition（経口栄養）
出典）Tanaka Y.：*Kurume Medical J.* **50**：131-137，2003

## 4.2 食物繊維の生理効果

　不溶性食物繊維は保水性に優れ，摂取すると胃や腸で水分を吸収して膨張する。そして，腸を刺激して蠕動運動を盛んにし，食品の通過時間を短縮させて便の排泄を促進する効果がある。

　一方で水溶性食物繊維は，粘性が高いために腸内の通過時間が遅い。そのため，糖質の吸収を抑制して食後血糖値の急激な上昇を防ぎ，コレステロールを吸着して体外に排泄する効果が認められている。

## 4.3 食物繊維と腸管免疫

　食物繊維の重要な生理作用に，腸管免疫能の維持効果がある。ヒトは，毎日大量の食べ物を摂取していて病原菌が体内へ侵入する危険性は非常に高いが，腸管粘膜がその侵入を防いでいる。絶食や中心静脈栄養管理で腸管を使用しない状態が続くと，腸管粘膜が萎縮して腸管免疫能が低下し，腸内細菌や毒素が腸管粘膜を通過して体内に侵入する，いわゆるバクテリアルトランスロケーションのリスクが増大する。

　中心静脈栄養で管理中の患者の腸の健常度（integrity）を，腸管機能の指標である血中ジアミンオキシダーゼ（DAO：diamine oxidase）活性\*で調べると，経腸栄養に比べてDAO活性値が低下していた。また，経腸栄養に食物繊維（グアーガム分解物）を加えると，DAO活性が上昇した。DAO活性が最も高いのは食事摂取時で，小腸の健常度が十分に保たれている状態であるが，経鼻栄養に食物繊維を加えることでそれに近い状態を維持した（図5-11）。

　　\*ジアミンオキシダーゼ（DAO）活性：小腸絨毛上部で活性が高く，腸管粘膜が障害されると活性が低下する。血中DAO活性は絨毛DAO活性と相関するため，小腸の健常度の指標として使われる。

# V 経腸栄養剤，濃厚流動食の投与方法

## 1 容　　器

栄養剤（食）の容器には，充填される栄養物の成分（主にビタミン類）が保管中に光（紫外線）や空気（酸素）で劣化しないように，遮光性と酸素バリアー性が要求される。現在使用されているのは，缶，パウチ，紙パック，バッグ，スパウトパウチである。

### 1.1 缶

缶（can）は遮光性と酸素バリアー性に優れ，高圧加熱殺菌（レトルト）にも対応する容器で，昔から缶詰として使用されてきた。輸送時や取り扱い時の衝撃にも耐える丈夫な容器であるが，病院で大量に使用するときには持ち運び時の重量と，使用後の空缶の廃棄処理が問題になることもある。

経腸栄養剤では，エンシュア・リキッド，エンシュア・H，エネーボ（いずれもアボットジャパン）に使用され，濃厚流動食では，オキシーパ，プルモケア-Ex（いずれもアボットジャパン）に採用されている。

### 1.2 パ ウ チ

パウチ（pouch）は数種類のプラスチックフィルムにアルミ箔を挟んだアルミラミネートでつくられており，アルミパウチとも呼ばれる。栄養剤（食）には底部が広がる自立式のスタンディングパウチが使用される。パウチは遮光性と酸素バリアー性には問題ないが，缶に比べて衝撃や破損に弱い欠点がある。

経腸栄養剤では，ツインラインNFとラコールNF（いずれも大塚製薬工場）に使用されており，濃厚流動食にも多く用いられている。

### 1.3 紙 パ ッ ク

紙パックは紙とプラスチックフィルムを積層して箱型に成形したもので，遮光性に優れ，無菌充填（アセプティック充填）が可能である。以前は酸素バリアー性に難があったが，紙にアルミ箔を挟むことで解決した。

濃厚流動食の容器に多く使用されているが，現在までに経腸栄養剤に使用された実績はない。ストローを差し込んで飲用する200 mL程度の小容量のものと，投与容器に移して使うための1,000 mL程度の大容量のものがある。

### 1.4 バッグ（RTH容器）

軟質プラスチック製のソフトバッグで，上部に吊り下げ孔が開けられ，下部には排

Ⅴ 経腸栄養剤，濃厚流動食の投与方法

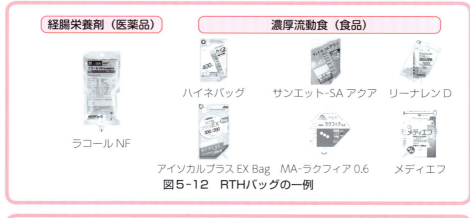

図5-12　RTHバッグの一例

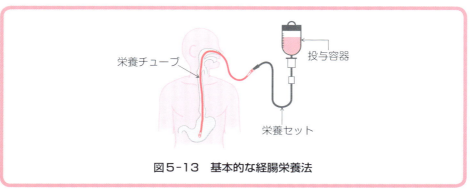

図5-13　基本的な経腸栄養法

出口（スパウト）がある。RTHとはReady To Hangの略で，バッグをスタンドに吊り下げ，そのまま投与できる。バッグの利点は，投与容器へ栄養剤（食）を移し替える手間がいらないこと，したがって，移し替えによる細菌汚染を防止できること，また，投与後は洗浄しないでそのまま廃棄できる（ディスポーザブル）ことである。

経腸栄養剤ではラコールで採用されている。アルミ箔を積層したアルミラミネートフィルムでつくられたバッグで，投与時はバッグの片面のアルミ箔を含む層を剥離して，目盛が印刷された半透明の層を露出させて使用する。濃厚流動食ではアルミ箔を挟まない半透明なバッグも使用されている。RTHバッグの一例を図5-12に示した。

## 1.5　スパウトパウチ

スパウトパウチは，パウチにキャップ付きスパウトが取り付けられた容器で，キャップを外してパウチから直接摂取する。半固形化栄養食に使用されており，図5-6に示した食品はいずれもスパウトパウチを使用している。

## 2　投与器具

経腸栄養を行うためには，栄養剤（食）を入れる投与容器，投与容器に接続して流

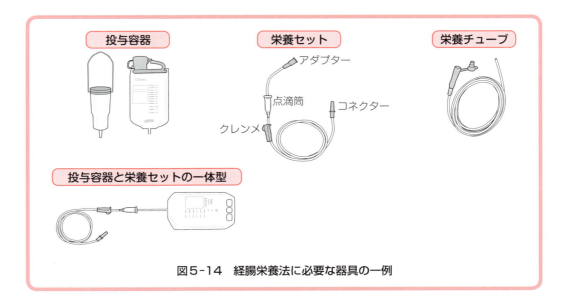

図5-14　経腸栄養法に必要な器具の一例

量を調節する栄養セット，栄養セットに接続して栄養剤（食）を体内に注入する栄養チューブが必要である（図5-13）。

## 2.1　投与容器

栄養剤（食）を入れてスタンドに吊るして使用する容器で，イルリガートル，コンテナ，ボトルともいう。ガラス製や硬質プラスチック製のほか，栄養セットと一体化した製品もある（図5-14）。

使用時は上部の蓋を開けて栄養剤（食）を注入し，蓋をしてスタンドに吊るす。使用後は栄養剤（食）が残らないように十分に洗浄して保管し再使用するが，細菌による汚染を防止するためには殺菌が必須である。殺菌は消毒液（次亜塩素酸ナトリウムの希釈液など）に浸漬して行う。近年は，洗浄・殺菌の手間を省いた，栄養剤（食）を充填したディスポーザブルタイプのRTH容器が使われるようになった。

## 2.2　栄養セット

投与容器に接続して流量を調節する経腸栄養専用のチューブで，経静脈栄養に使用する輸液セットとは異なる。栄養セットは，投与容器との接続口（アダプター），流速を確認する点滴筒，流速を調節するクレンメと，栄養チューブとの接続口（コネクター）から構成される。投与容器と一体化した製品もある（図5-14）。

## 2.3　栄養チューブ

栄養セットに接続して体内に留置し，栄養剤（食）を消化管内に注入するチューブで，栄養カテーテルともいう。チューブの太さと長さの異なる種類があり，成人か小

児か，あるいは，投与する栄養剤（食）のチューブ通過性（粘性）によって使い分ける（図 5-14）。

## 3 投与ルート

経腸栄養法は，栄養チューブの挿入方法により，経鼻栄養法と経瘻孔栄養法に大別される。

### 3.1 経鼻栄養法

経鼻栄養法は，栄養チューブを鼻腔から挿入する方法で，皮膚に傷をつけない生理的な栄養法である。しかし，長期に実施すると，栄養チューブが鼻腔粘膜を損傷するなど，咽頭炎や食道炎の原因となり得る。患者が栄養チューブを引き抜いてしまうこともある。経鼻栄養法は手術による施行を必要とせず，おおむね 1 か月以内の短期間の経腸栄養管理を行う場合に適応される。

経鼻栄養法には，チューブ先端の留置方法により，経鼻胃管法と経鼻十二指腸・空腸管法がある（図 5-15）。経鼻胃管法は，栄養チューブの先端を胃内に留置して，栄養剤（食）を胃内に注入する。通常は食事摂取法に近い，朝・昼・夕の 3 回に分けた間歇投与（ボーラス投与）を行う。経鼻十二指腸・空腸管法は，栄養チューブの先端を幽門の先の十二指腸または空腸内に留置する方法で，栄養剤（食）は胃をパスするため，胃液の関与を受けない。また，経鼻胃管法と異なり，ボーラス投与では急激な浸透圧の変化や血糖値の上昇に起因するダンピング症候群をきたす。したがって栄養剤（食）は，一定の流速でゆっくりと持続投与する必要がある。投与の際には経腸栄養ポンプを使用することが望ましい。

> **コラム　誤投与の防止**
>
> 　経静脈栄養の投与ルートに栄養剤（食）を誤投与した事故が報道されたことがある。患者の生命に関わる医療事故である。このような事故が発生する原因の一つに，栄養セットと栄養チューブの接続方法の問題があった。以前は，接続部分の形状は，注射器に注射針を刺すチップ部分と同じ形状（ルアーチップ）であり，経静脈栄養と経腸栄養に共通していた。そのために，誤投与が起こる可能性があった。
>
> 　誤投与対策が強く求められた結果，栄養セットと栄養チューブのチップ部分の変更が行われた。現在発売されている製品のチップ形状は，カテーテルチップと呼ばれるもので，ルアーチップに比べて大きく，経静脈栄養の投与ルートに栄養セットや栄養チューブは接続ができない構造になっている。経腸栄養に用いられる注射器（投与終了後にチューブを温湯で洗浄するときなどに用いる）も，カテーテルチップタイプとなった。また，バッグ本体には注意喚起のために「静注厳禁」と表示されている。

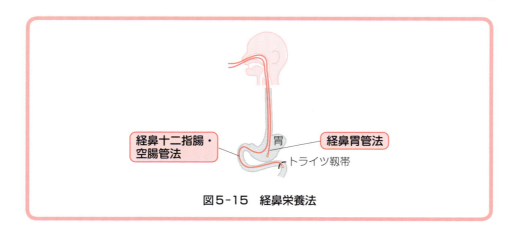

図5-15　経鼻栄養法

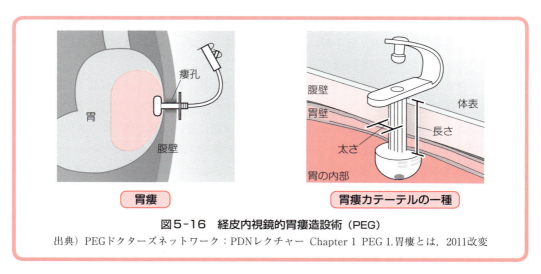

図5-16　経皮内視鏡的胃瘻造設術（PEG）
出典）PEGドクターズネットワーク：PDNレクチャー Chapter 1 PEG 1.胃瘻とは，2011改変

## 3.2　経瘻孔栄養法

　経瘻孔栄養法は，皮膚に開けた孔（瘻孔）から栄養チューブや胃瘻カテーテルを挿入する方法で，おおむね1か月以上の長期間の経腸栄養管理を行う場合に適応される。

　経瘻孔栄養法には，外科的に開腹して栄養チューブを設置する方法と，内視鏡を使用して胃瘻カテーテルを設置する方法がある。後者の代表が，経皮内視鏡的胃瘻造設術（PEG：percutaneous endoscopic gastrostomy）である（図5-16）。

　PEGで設置される胃瘻カテーテルは，内径が栄養チューブに比べて太いのが特徴であり，次に説明する半固形化栄養法が広まるもとになった。ほかに，胃瘻カテーテルからチューブを小腸まで挿入する方法（PEG-J）や，皮膚から直接小腸にカテーテルを挿入する方法（direct-PEJ）もある。

Ⅴ　経腸栄養剤，濃厚流動食の投与方法

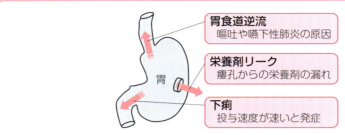

図5-17　液体栄養剤（食）の問題点

出典）蟹江治郎：後期合併症の原因と対処．胃瘻PEGハンドブック，医学書院，p.117，2002

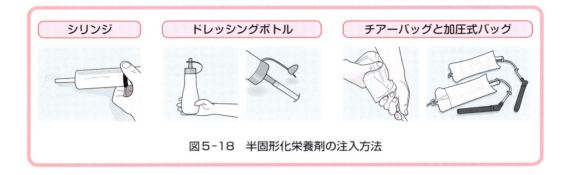

図5-18　半固形化栄養剤の注入方法

## 4　半固形化栄養法

　液状の経腸栄養剤や濃厚流動食を寒天やペクチン等で半固形化し，PEGで設置した胃瘻カテーテルから投与する半固形化栄養法が，わが国で広まりつつある。

　液状栄養剤（食）を胃瘻カテーテルから胃内に投与する場合，液状であるために起こり得る合併症がある。例えば，栄養剤（食）の瘻孔からの漏れが，瘻孔周辺のただれなどの原因となる。また，栄養剤（食）が胃から食道へ逆流して誤嚥性肺炎を起こすこともあり，さらに，胃瘻からの急速投与による下痢の発生も懸念される（図5-17）。

　半固形化栄養法は，これらの合併症を軽減化する目的で開発された方法で，液状栄養剤（食）を投与する方法に比べて健常人が食事を摂取する方法に近似した，より生理的な投与方法といえる。半固形化栄養剤（食）は粘度が高く，経鼻栄養法に用いられる栄養チューブは径が細いために使用できない。そこで，半固形化栄養剤（食）は，PEGなどで設置した径の太い胃瘻カテーテルから投与される。

　半固形化栄養剤（食）の注入方法は，50mL程度の経鼻栄養用シリンジに小分けして何回かに分けて行うのが一般的であるが，ほかにも市販のドレッシングボトルに入れて手で押しつぶすように注入するなどの工夫が試みられている。また，ノズルの付いたバッグ（チアーバッグ）に充填された製品の場合は，バッグを握りつぶすようにして注入するか，加圧式バッグを使用する（袋状になった空気バッグにチアーバッグを入れ，ゴムポンプで空気圧をかける）方法もある（図5-18）。

# Ⅵ 病態別栄養剤（食）

　栄養管理中の多くの患者は，栄養バランスを考慮した一般的な成分組成の汎用タイプ栄養剤（食）を投与されている。しかし病態によっては，病態独特の栄養代謝障害に対応して組成を調整した栄養剤（食）のほうが，より適切な栄養管理が可能な場合もあり，それを病態別栄養剤（食）という。ここでは，炎症性腸疾患（クローン病）用，肝不全用，慢性閉塞性肺疾患（COPD）用，糖尿病用，腎不全用，免疫能賦活用について述べる。なお，炎症性腸疾患（クローン病）用には汎用タイプが使用され，厳密には病態別用ではないが，病態改善に有効な栄養剤が特定されているために病態別に含めた。

　病態別栄養剤（食）のうち，炎症性腸疾患（クローン病）用と肝不全用（一部）は医薬品であるが，ほかはすべて濃厚流動食である。病態別用濃厚流動食は食品であるため，パンフレット等に"対象疾患名"を明記することができない。そこで，医療従事者は，特徴ある成分組成を確認することで適応となる疾患を判断する。また，病態別濃厚流動食には，臨床的有効性が確認されていない製品も多いので，栄養管理のためのガイドライン等も参考にして，患者の状態をみながら使用することが望ましい。

## 1 炎症性腸疾患（クローン病）の経腸栄養療法

　炎症性腸疾患（IBD：inflammatory bowel disease）は，主として小腸と大腸に慢性的な炎症を起こして下痢と血便が続く疾患で，潰瘍性大腸炎（UC：ulcerative colitis）とクローン病（CD：Crohn's disease）とがある。経腸栄養療法はクローン病にのみ有効とされる。

### 1.1 クローン病の病態と経過

　クローン病は，口腔から肛門にいたる消化管のあらゆる部位（多くは小腸と大腸）に，炎症や潰瘍が起こる疾患である。特有な縦走潰瘍（腸管の縦軸方向にできる長く深い潰瘍）や敷石状病変（敷石を敷いたような潰瘍）を発現し，腹痛や下痢，血便，発熱，肛門の病変や体重減少などを伴う。主に10〜20歳代の若年層に発症するのが特徴で，わが国の患者数は，1976年の128人から2013年の約4万人と急激に増加しつつある。

　クローン病は原因不明の難病で，厚生労働省の難治性炎症性腸管障害に関する調査研究班（以下，研究班）による臨床調査研究の対象疾患であり，医療費が補助される疾病に指定されている。クローン病は病勢が悪い時期（活動期）と治療でよくなる時期（寛解期）があり，寛解から悪くなり（再燃という），また寛解するという，寛解と再燃を長期間，多くの患者は一生涯繰り返して完治することはない。治療で寛解することを寛解導入という。

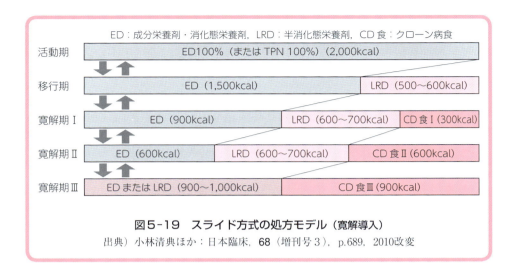

**図5-19 スライド方式の処方モデル（寛解導入）**
出典）小林清典ほか：日本臨床，68（増刊号3），p.689，2010改変

## 1.2 クローン病用経腸栄養剤

　クローン病には経腸栄養療法が有効であり，経腸栄養剤は，汎用タイプの成分栄養剤エレンタールと消化態栄養剤ツインラインNFが使用される。研究班の作成による治療指針には，薬物療法に使用される薬剤名とともに，経腸栄養療法に使用されるエレンタールとツインラインNFが記載されている。

　クローン病に対する経腸栄養療法には，患者に栄養とエネルギーを補給すると同時に，病勢を寛解させる寛解導入効果が期待されている。クローン病は，小腸や大腸に潰瘍が多発するために消化・吸収能が低下し，頻回の下痢が発生して消化管からの出血やタンパク質漏出などにより低栄養状態となる。成分栄養剤と消化態栄養剤は，消化・吸収の容易な栄養剤であり，消化管に対する刺激を抑えて，安静を保ちながら栄養を補給して栄養状態を改善することができる。また，経腸栄養療法による寛解導入効果と寛解維持効果については機序が明らかではないが，成分栄養剤と消化態栄養剤にはタンパク質が含まれていないので，食餌性の抗原刺激が少なく，消化管における炎症を誘発せずに，安静に保つことが可能なためと考えられている。

　クローン病患者に対する経腸栄養療法による寛解導入方法として，スライド方式が提唱されている。クローン病の活動期には成分栄養剤や消化態栄養剤だけで栄養管理を行うが，寛解導入したら，成分栄養剤や消化態栄養剤を徐々に減らしながら半消化態栄養剤を加え，さらに，クローン病食を少しずつ増やす（スライドする）方式である（図5-19）。寛解を維持するための経腸栄養剤の投与量は900～1,000kcal/日で，1日摂取エネルギー（2,000kcal/日）の半量であることからハーフEDと呼ばれ，ハーフEDは自由食事摂食に比較して再燃率が低いことが認められている。成分栄養剤エレンタールと消化態栄養剤ツインラインNFの主要成分組成については，表5-3を参照のこと（表5-5）。

## 第5章　経腸栄養剤

**表5-5　病態別（クローン病，肝不全，COPD）栄養剤（食）の主要成分組成**

|  | 肝不全用 | | | 慢性閉塞性肺疾患(COPD)用 |
|---|---|---|---|---|
|  | 経腸栄養剤（医薬品） | | 濃厚流動食（食品） | 濃厚流動食（食品） |
| 製品名 | ヘパンED | アミノレバンEN | ヘパス | プルモケア-Ex |
| 販売 | EAファーマ | 大塚製薬 | クリニコ | アボットジャパン |
| 性状 | 粉末状 | 粉末状 | 液状 | 液状 |
| 包装（内容量/包） | アルミパウチ（80g）ボトル（80g） | アルミパウチ（50g） | 紙パック（125mL） | 缶（250mL） |
| エネルギー | 310kcal/80g | 200kcal/50g | 200kcal/125mL | 375kcal/250mL |
| 濃度(kcal/mL) |  |  | 1.6 | 1.5 |
| 窒素源 | アミノ酸 | アミノ酸，ゼラチン加水分解物 | カゼイン，アミノ酸 | カゼイン |
| g/100kcal | 3.6 | 6.4 | 3.3 | 4.2 |
| %エネルギー | 14 | 26 | 13 | 17 |
| 脂質 | 大豆油 | 米油 | 植物油，精製魚油 | なたね油，MCT，コーン油，高オレイン酸ヒマワリ油 |
| g/100kcal | 0.9 | 1.7 | 3.4 | 6.1 |
| %エネルギー | 8 | 15 | 30 | 55 |
| 糖質 | デキストリン | デキストリン | デキストリン，グラニュー糖 | マルトデキストリン，ショ糖 |
| g/100kcal | 19.9 | 14.8 | 16.6（炭水化物） | 7.0（炭水化物） |
| %エネルギー | 79 | 59 | 57 | 28 |
| フィッシャー比* | 61 | 38 | 12 |  |
| BCAA(g/100kcal) | 1.76 | 2.90 | 1.78 |  |
| AAA(g/100kcal) | 0.04 | 0.10 | 0.21 |  |
| n-3/n-6 |  |  | 1/2.4 |  |
| 食物繊維（g/100kcal） | − | − | 2.5 |  |
| その他成分 |  |  | カルニチン，ラフィノース，ラクチュロース，セルロース | カルニチン |
| 備考 | 成分栄養剤 | 半消化態栄養剤 |  |  |

注）クローン病用の経腸栄養剤（医薬品）には，エレンタール（EAファーマ），ツインラインNF（大塚製薬工場）がある（表5-3参照）。
＊フィッシャー比＝BCAA/AAA（モル比）

## 2 肝不全の経腸栄養療法

肝不全の治療の基本は栄養療法であり，経腸栄養療法は肝硬変（liver cirrhosis）が主な対象ステージである。

### 2.1 肝疾患の原因と経過

肝疾患の多くはウイルスが原因であり，急性肝炎（acute hepatitis）から慢性肝炎（chronic hepatitis），さらに肝硬変へと進行し，最終的には肝がんへと進む。急性肝炎はほとんどが一過性の肝炎で，多くは自然に回復する。慢性肝炎は急性肝炎が治癒しないで6か月以上続いている肝炎で，多くはほとんど無症状である。慢性肝炎の原因は，C型肝炎ウイルス（HCV）が70％，B型肝炎ウイルス（HBV）が20％とされる。B型肝炎やC型肝炎は高齢者に多くみられるが，幼少期における注射器の使い回しや，1965年ごろまで続いた売血による感染血液の輸血等によるものとされる。現在では医療環境が整備され，これらが原因となる新規感染はほとんどない。また，B型肝炎は垂直母子感染も多くみられたが，1986年にワクチン接種対策が実施されて，新規感染はほぼなくなった。

肝硬変は，慢性肝炎が持続して肝細胞の破壊と再生を繰り返し，肝組織が繊維化して硬くなった状態をいい，代償期と非代償期がある。代償期は肝硬変の初期段階で，破壊された肝細胞の働きを残存肝細胞が代償している時期である。非代償期は肝硬変が進行して破壊された肝細胞が多くなり，残存肝細胞ではもはや代償できなくなった時期で，食欲不振，黄疸，倦怠感，肌の黒色化などの症状があらわれる。

### 2.2 肝硬変とBCAA

肝硬変では肝のグリコーゲン貯蔵が減少してグルコースのエネルギー源としての利用が抑制され，代わりに，骨格筋で分岐鎖アミノ酸＊（BCAA：branched-chain amino acid）がエネルギー源として利用される。その結果，血中BCAA濃度が低下し，芳香族アミノ酸＊（AAA：aromatic amino acid）濃度が上昇する。

　＊分岐鎖アミノ酸：炭素骨格が分岐している構造のアミノ酸で，バリン，ロイシン，イソロイシンがある。

　＊芳香族アミノ酸：芳香族基を持つ構造のアミノ酸で，チロシン，フェニルアラニン，トリプトファンがある。

### 2.3 肝性脳症とBCAA

肝硬変の進行などで，肝機能が極度に低下して有毒物質の排出・解毒が行われなくなった状態を肝不全状態といい，合併症として，肝性脳症，腹水，食道静脈瘤を伴うことがある。

肝性脳症とは，肝不全時にあらわれる意識障害や精神症状であり，肝硬変の末期に

発症する。肝性脳症の原因として、①アンモニアの神経毒説、②アミノ酸インバランスによる偽性神経伝達物質の生成説がある。

①は、腸内でアミノ酸から腸内細菌の作用でアンモニアが生成し、肝臓での尿素サイクルによる解毒処理が不十分で高アンモニア血症となり、アンモニアが脳に達して肝性脳症を引き起こすという説である。

②は、BCAAとAAAの血液脳関門通過時の拮抗による。肝硬変では、筋肉がBCAAを燃焼してエネルギーを得るため血中のBCAAが減少し、相対的にAAAが増加する。BCAAとAAAは血液脳関門の通過で拮抗するため、増加したAAAは脳内に移行して、オクトパミン、セロトニンなどの偽性神経伝達物質が生成される。これらは、本来の神経伝達物質であるアドレナリンやノルアドレナリに代わって作用し、肝性脳症を引き起こすという説である。

## 2.4 肝不全用経腸栄養剤（食）

肝性脳症を伴う肝不全時にBCAAを投与すると、アミノ酸インバランスによるエネルギー代謝障害が改善される。また、血中BCAAが増加することで脳内のBCAA濃度が上昇し、BCAAから生成するグルタミン酸がアンモニアと結合してグルタミンとなり、アンモニアが解毒される。さらに、脳での神経伝達物質の生成が正常化し、肝性脳症の改善効果につながる。

肝不全用の経腸栄養剤には、成分栄養剤のヘパンED（EAファーマ）と、半消化態栄養剤のアミノレバンEN（大塚製薬）があり（表5-5）、「肝性脳症を伴う慢性肝不全患者の栄養状態の改善」に使用される。いずれもBCAAを多く含み、フィッシャー比（BCAA/AAAモル比）は、ヘパンEDが61、アミノレバンENが38である。一方、肝不全用の濃厚流動食としてヘパス（クリニコ）があり、フィッシャー比は12である。肝不全用栄養剤（食）の主要成分組成を表5-5に示した。

## 3 慢性閉塞性肺疾患の経腸栄養療法

慢性閉塞性肺疾患（COPD：chronic obstructive pulmonary disease）は、喫煙などにより気道に炎症が生じ、肺胞が破壊されて、息切れ、せきや痰が出る疾患である。わが国の患者数は530万人と推定されている。

## 3.1 COPDの原因と病態

COPDの最大の原因は喫煙で、日本呼吸器学会はCOPDを「タバコ煙を主とする有害物質を長期に吸入曝露することで生じた肺の炎症性疾患である」と定義している。わが国で実施された40歳以上の男女約2,600人を対象とした大規模疫学調査（NICEスタディ2001年）によれば、現在と過去を問わず喫煙者の有病率は12％で、非喫煙者の約5％の倍以上であり、COPD患者は60歳以上の高齢者（2001年時点）に多い。また、

わが国のCOPD死亡者数は，2013年で約1万6,000人で増加傾向にあるが，たばこ消費量とCOPD死亡者数の推移比較では，昭和初期の青年期における多量喫煙経験の影響が，約30年遅れてCOPD死亡者数の増加となってあらわれていることが認められている。

COPDの病態は，気流閉塞と肺気腫である。気流閉塞とは，炎症で気管支に浮腫を生じたところに痰が大量に分泌され，気管支が極端に狭くなって空気の出し入れが困難になる状態である。また肺気腫とは，気管支の先端で酸素を取り込む働きをしている肺胞が炎症で破壊され，十分な酸素の取り込みができない状態をいう。COPDはこれらの病変が併存しており，かつ，不可逆性で治療により元に戻ることはない。

## 3.2 COPD用濃厚流動食

COPDの栄養療法の基本の一つは，十分なエネルギーの補給にある。COPD患者は1回の呼吸量が少ないので，酸素の取り込み量を増やすために，呼吸数を健康成人の倍以上に増加させる。そのために呼吸筋の仕事量が増大し，エネルギー代謝が亢進するので，それに見合ったエネルギーの補給が必要である。エネルギーの補給は，肺への負荷を減らすために呼気中への$CO_2$排出量の少ない（呼吸商RQが低い）脂質を利用する。また，COPD患者は筋タンパク質を分解してBCAAをエネルギー源として利用するため，筋量が減少する。そこで，BCAAを補給して筋タンパク質の崩壊を抑制する。さらに，COPDは全身性の炎症であり，この対応には炎症を抑制するエイコサノイドを産生するn-3系脂肪酸が有効である。電解質ではP，K，Ca，Mgが呼吸筋の収縮に重要であり，また，COPDでは骨粗鬆症の発生頻度が高くなることから，Caは十分量を摂取する。COPDが重症化して心不全を合併している場合には，水分と塩分の制限が求められる。

COPD用の経腸栄養剤はなく，濃厚流動食にはプルモケア-Ex（アボットジャパン）がある（表5-5）。主要成分組成を表5-5に示したが，水分管理を意図して，高濃度タイプ（1.5kcal/mL）である。脂質は植物油のほかMCTを含有する。脂質エネルギー比は55％で，汎用タイプ栄養剤（食）が20〜30％程度であるのに比較して脂質含量が多く，肺への負担軽減に配慮した製品である。タンパク質・エネルギー栄養障害（PEM：protein-energy malnutrition）があり，換気能が低下して高$CO_2$血症がある患者に使用される。その他の成分として，カルニチンを配合して脂肪酸のエネルギー代謝の促進を図っている。なお，PEMがあっても高$CO_2$血症がない患者には，アミノ酸インバランス是正のために，高BCAA含量の濃厚流動食であるヘパス（クリニコ）を使用する場合もある。また，抗炎症効果を期待して，n-3系脂肪酸を含有するラコールNFも使用される。

## 4 糖尿病の経腸栄養療法

糖尿病（DM：diabetes mellitus）には1型と2型がある（第4章Ⅰ参照）。1型糖尿病は，膵臓のβ細胞でインスリン（insulin）がつくられなくなる疾患で，小児のうちに発病することが多い。2型糖尿病は，β細胞でインスリンはつくられるが，インスリンの作用が低下する疾患で，40歳以上の肥満者に発症しやすい。栄養療法の対象となるのは2型糖尿病である。

### 4.1 糖尿病の病態

国際糖尿病連合によれば，世界の2型糖尿病有病者数は，2014年現在で3億8,670万人で，中国が最も多く約9,600万人，インドが約6,600万人である。わが国は，平成24年国民健康・栄養調査結果では約950万人と報告されている。

2型糖尿病はインスリン作用不足で血糖値が正常よりも高くなる疾患であり，血糖値が高いまま放置すると，糖尿病性網膜症や糖尿病性腎症が発現することがある。また，糖尿病性神経障害で手足のしびれや立ちくらみが起こり，閉塞性動脈硬化症を併発して足潰瘍となり，足を切断しなければならなくなることもある。

2型糖尿病のインスリン作用不足は，インスリン抵抗性（インスリンが効きにくい）とインスリン分泌不全（インスリンの分泌が不十分）による。インスリン抵抗性とは，インスリンは分泌されているが，肥満や運動不足で標的組織でその作用が効きにくい状態である。インスリンの最大の標的組織は骨格筋で，健常者ではグルコースの70％以上を取り込んで利用するが，糖尿病患者ではグルコースの取り込み量が約半分に低下し，血中グルコース量が高止まりして高血糖となる。

また日本人を含むアジア人は，欧米人に比較してインスリン分泌能が低く，これは肉食の少ない伝統的な食生活が背景にある遺伝的なものとされる。欧米人は，長年の肉食と高脂肪食の摂取習慣でインスリン分泌能が高くなったが，日本人は，農耕民族で低脂肪食を食べてきたことから，欧米人の半分程度のインスリン分泌量ですむ体質となっている。ところが，近年の食生活の洋風化で高脂肪食の摂取が多くなり，インスリン分泌能が対応しきれない状態になっていると考えられる。

### 4.2 糖尿病用濃厚流動食

糖尿病用は，糖尿病患者の手術前後の栄養管理や，経腸栄養を施行中の高齢糖尿病患者などで使用され，汎用タイプ栄養剤（食）は，血糖値を十分に管理できない場合に使用される。成分組成は，高脂肪・低糖質，緩徐吸収性糖質，一価不飽和脂肪酸（オレイン酸），および食物繊維が配合されている。高脂質・低糖質は，脂質％エネルギーを高くすることで糖質含量を低減する。緩徐吸収性糖質（パラチノース，タピオカデキストリンなど）は，インスリン分泌を刺激しないので膵臓のβ細胞の負担を軽減し，腸における分解が緩やかであることから，血糖値の急上昇を抑制する。またオレ

イン酸は，糖尿病患者に併発する脂肪肝の肝脂肪量を低下させ，食物繊維は食物の胃からの流出時間を遅延させ，糖質の吸収を緩やかにして食後の血糖値上昇を抑制する。

糖尿病用はすべて濃厚流動食であり，経腸栄養剤はない。製品としてはディムス（クリニコ），グルセルナ-REX（アボットジャパン），インスロー（明治），タピオンα（テルモ），グルコパル（ネスレ日本），グルコパルTF（ネスレ日本）がある。糖尿病用濃厚流動食の主要成分組成を表5-6に示した。

## 5 腎不全の経腸栄養療法

腎臓は体内の毒素と老廃物を除去し，水分量を調節するなどの役割を担うが，腎不全はこれらの機能が低下する病態である。一度失われた腎機能は多くの場合は回復することはなく，慢性腎不全（CRF：chronic renal failure）へと進行し，最終的には透析が必要となる。

### 5.1 腎機能とCKD

腎臓は，血液を濾過して1日に1.5〜2L程度の原尿をつくり，原尿が尿細管を通過するときに有用物を含む大部分が再吸収されて，残りの1〜1.5L程度を尿として排泄する。腎臓は，この尿をつくる過程で，水分バランスの調整，老廃物の排泄，電解質バランスの調整，酸塩基平衡の調整，ホルモンの分泌などの機能を担う。すなわち，尿量を調整することで体液（細胞外液）が常に一定になるようにし，尿素に代表される尿毒素などのタンパク質代謝物を排出する。また，Na, Cl, K, Caなどの電解質濃度を一定に調整し，酸の排泄と塩基の再吸収により生体を弱アルカリ性に保つ。さらに，赤血球産生を促進するエリスロポエチンや血圧調整に係るレニンを分泌し，Caの吸収に係るビタミンDを活性化させる。

2002年にアメリカ腎臓財団が，細分化された腎疾患を包括する概念として，慢性腎臓病（CKD：chronic kideny disease）という世界統一用語を提唱し，わが国でも採用されている。日本腎臓学会の「慢性腎臓病（CKD）に対する食事療法基準2014年版」は，CKDステージ別にタンパク質の推奨摂取量を示しているが，各ステージに共通しているのはタンパク質の摂取制限である。CKD患者は，タンパク質の代謝物を排泄処理する糸球体の濾過能力が低下しており，タンパク質を制限することで腎負担を軽減するとともに，尿毒素の体内蓄積を抑制する。

CKD患者は，電解質の排泄能も低下している。特に，食塩（Na）が体液に貯留すると浮腫や高血圧をもたらし，心不全の原因になることから，摂取制限が必要である。Kも同様で，高K血症による不整脈や頻脈の発現を防止するために，ステージ3b以上ではK摂取の制限が必要となる。そのほか，高P血症になると細胞はCa/P比率を一定に保とうとして骨からCaを引き出すため，骨が脆くなる。また，CKDではCaの吸収を促進する活性型ビタミンDの産生が低下して，Ca欠乏となる可能性があり，予

### 表5-6　主な病態別（糖尿病）濃厚流動食の主要成分組成

| | 糖尿病用濃厚流動食（食品） | | | | |
|---|---|---|---|---|---|
| 製品名 | ディムス | グルセルナ-REX | インスロー | タピオンα | グルコパル |
| 販売 | クリニコ | アボットジャパン | 明治 | テルモ | ネスレ日本 |
| 性状 | 液状 | 液状 | 液状 | 液状 | 液状 |
| 包装<br>（内容量/包） | 紙パック(200mL)<br>バッグ（300mL, 400mL) | パウチ(200mL)<br>バッグ(400mL) | 紙パック(200mL)<br>バッグ（300mL, 400mL) | 紙パック(200mL) | 紙パック(125mL) |
| エネルギー | 200kcal/200mL<br>300kcal/300mL<br>400kcal/400mL | 200kcal/200mL<br>400kcal/400mL | 200kcal/200mL<br>300kcal/300mL<br>400kcal/400mL | 200kcal/200mL | 160kcal/125mL |
| 濃度(kcal/mL) | 1.0 | 1.0 | 1.0 | 1.0 | 1.3 |
| 窒素源 | カゼイン | 分離大豆タンパク質，カゼイン | 乳タンパク質 | 乳タンパク質，カゼイン | カゼイン，アルギニン |
| g/100kcal<br>％エネルギー | 4.0<br>16 | 4.2<br>17 | 5.0<br>20 | 4.0<br>16 | 5.0<br>20 |
| 脂質 | 植物油，精製魚油 | なたね油，高オレイン酸ヒマワリ油 | ヒマワリ油，シソ油 | 植物油 | なたね油，MCT |
| g/100kcal<br>％エネルギー | 2.8<br>25 | 5.6<br>50 | 3.3<br>30 | 4.5<br>40 | 3.3<br>30 |
| 糖質 | デキストリン | デキストリン，果糖 | パラチノース，デキストリン | デキストリン | タピオカデキストリン，パラチノース |
| g/100kcal<br>％エネルギー | 16.7（炭水化物）<br>59 | 9.7（炭水化物）<br>33 | 12.4<br>50 | 12.8（炭水化物）<br>44 | 13.4（炭水化物）<br>50 |
| n-3/n-6 | 1/2.8 | | 1/2.4 | 1/4.2 | 1/2.1 |
| 食物繊維<br>(g/100kcal) | 2.4 | 0.9 | 1.5 | 1.8 | 1.3 |
| 浸透圧<br>(mOsm/L) | 280 | | 500 | 250 | 580 |
| その他成分 | 難消化性デキストリン，ラクチュロース，セルロース | イソマルツロース，フラクトオリゴ糖，カルニチン，ミオイノシトール | 難消化性デキストリン，カルニチン | 大豆ふすま，フラクトオリゴ糖，難消化性デキストリン，カルニチン，セルロース | 難消化性デキストリン，グアーガム分解物 |

注）このほかに，グルコパルTF（ネスレ日本）がある。

防にはCa製品の投与が有効である。一方，脂溶性ビタミン（A，D）は，蓄積すると中毒になる可能性があり，制限される。

CKDが重症化して浮腫や乏尿（ぼうにょう）が発現した場合には，水分制限が必要になる。

## 5.2 CKD用濃厚流動食

CKDの経腸栄養療法に求められる要件は，①エネルギーの十分な補給，②タンパク質の制限，③電解質（Na，K，P）の制限，④水分の制限，⑤脂溶性ビタミン（A，D）の制限である。

CKD用はすべて濃厚流動食で，経腸栄養剤はない。製品としては，リーナレンLP（明治），リーナレンMP（明治），リーナレンD（明治），レナウェルA（テルモ），レナウェル3（テルモ），レナジーbit（クリニコ），レナジーU（クリニコ）がある（表5-7）。水分制限を考慮して，いずれも1.2～1.6 kcal/mLの高濃度タイプである。

栄養成分では，タンパク質は，タンパク質制限患者の使用を想定したと思われる製品（リーナレンLP，レナウェルA，レナジーbit）が0.4～1.0 g/100 kcal，汎用タイプの半量程度である製品（レナウェル3）が1.5 g/100 kcal，汎用タイプと同量レベルの製品（リーナレンMP，リーナレンD，レナジーU）が3.3～3.8 g/100 kcalである。Na，K，Pは，製品により異なる。ビタミンDは，活性型への転換がされにくいことを考慮してか，全体に少なめである。腎不全用濃厚流動食の主な成分組成と特徴を表5-7に示した。

# 6 免疫能賦活用経腸栄養療法

患者の免疫能を賦活（増強）することで炎症反応を制御し，手術などによる侵襲を抑えて回復を早めようとする免疫栄養法（immunonutrition）がある。侵襲時に要求が高まる物質や炎症反応を抑える成分，あるいは，侵襲による腸管粘膜萎縮を防止する成分を配合した栄養物を投与し，術後感染を抑制して合併症の発症を予防し，ひいては，在院日数の短縮を図る方法である。このような栄養物を，免疫能賦活栄養物（IED：immune-enhancing diet）という。

## 6.1 免疫能賦活栄養成分

免疫能を賦活する栄養成分として，グルタミン，アルギニン，n-3系脂肪酸，核酸がある。

### 6.1.1 グルタミン

グルタミンは体内で最も多い非必須アミノ酸で，血中や骨格筋の遊離アミノ酸の60％を占める。手術，外傷，感染などの侵襲時に筋タンパク質が崩壊して血中に放出されるが，多くは消化管や白血球に消費される。そのため侵襲時には，体外からの補給が必要となる。グルタミンはまた腸粘膜細胞のエネルギー源で，侵襲時のグルタミン投与は腸管免疫機能を改善し，バクテリアルトランスロケーションを抑制する。

## 表5-7 主な病態別（腎不全）濃厚流動食の主要成分組成

| | 腎不全用濃厚流動食（食品） | | | | | |
|---|---|---|---|---|---|---|
| 製品名 | リーナレンLP | リーナレンMP | レナウェルA | レナウェル3 | レナジーbit | レナジーU |
| 販売 | 明治 | 明治 | テルモ | テルモ | クリニコ | クリニコ |
| 性状 | 液状 | 液状 | 液状 | 液状 | 液状 | 液状 |
| 包装（内容量/包） | 紙パック(125mL) バッグ(250mL) | 紙パック(125mL) バッグ(250mL) | 紙パック(125mL) | 紙パック(125mL) | 紙パック(125mL) | 紙パック(200mL) バッグ(200mL, 267mL) |
| エネルギー | 200kcal/125mL 400kcal/250mL | 200kcal/125mL 400kcal/250mL | 200kcal/125mL | 200kcal/125mL | 150kcal/125mL | 300kcal/200mL 400kcal/267mL |
| 濃度(kcal/mL) | 1.6 | 1.6 | 1.6 | 1.6 | 1.2 | 1.5 |
| タンパク質 | 乳タンパク質 | 乳タンパク質 | カゼイン | 乳清タンパク質, カゼイン | カゼイン | 乳タンパク質, カゼイン |
| g/100kcal | 1.0 | 3.5 | 0.38 | 1.5 | 0.6 | 3.25 |
| %エネルギー | 4 | 14 | 1.5 | 6.0 | 2.4 | 13 |
| 脂質 | なたね油, パーム分別油, MCT, 精製魚油 | なたね油, パーム分別油, MCT, 精製魚油 | 植物油 | 植物油 | 植物油, 精製魚油 | 植物油, 精製魚油 |
| g/100kcal | 2.8 | 2.8 | 4.45 | 4.45 | 2.8 | 2.8 |
| %エネルギー | 25 | 25 | 40.1 | 40.1 | 25.0 | 25 |
| 糖質 | デキストリン, ショ糖(紙パック), パラチノース | パラチノース, デキストリン | デキストリン | デキストリン | デキストリン | デキストリン |
| g/100kcal | 17.5 | 15.0 | 14.7 | 13.5 | 20.8(炭水化物) | 16.9(炭水化物) |
| %エネルギー | 70 | 60 | 58.8 | 54.0 | 72.6 | 62 |
| Na(mg/100kcal) | 30 | 60 | 30 | 30 | 30 | 115 |
| K(mg/100kcal) | 30 | 30 | 10 | 10 | 0〜6.7 | 78 |
| P(mg/100kcal) | 20 | 35 | 10 | 10 | 3.3〜10 | 40 |
| ビタミンA (μgRE/100kcal) | 60 | 60 | 15 | 15 | 60 | 42 |
| ビタミンD (μg/100kcal) | 0.13 | 0.13 | 0.06 | 0.06 | 0.2 | 0.4 |
| 食物繊維 (g/100kcal) | 1.0 | 1.0 | 1.5 | 1.5 | 2.7 | 1.7 |
| 浸透圧 (mOsm/L) | 720 | 730 | 410 | 340 | 390 | 470 |
| その他成分 | 難消化性デキストリン, シャンピニオンエキス, カルニチン, セルロース | 難消化性デキストリン, シャンピニオンエキス, カルニチン, セルロース | 難消化性デキストリン, トレハロース, セルロース | 難消化性デキストリン, セルロース | 難消化性デキストリン, ラクチュロース, ラフィノース, カルニチン, セルロース | 難消化性デキストリン, ラクチュロース, ラフィノース, カルニチン, セルロース |

注）このほかに，リーナレンD（明治）がある。

### 6.1.2 アルギニン

アルギニンは，成人ではシトルリンから生合成される非必須アミノ酸であるが，侵襲時には合成能が低下して体外からの補給が必要とされる。一酸化窒素（NO）の産生促進作用や成長ホルモン（GH）の分泌促進作用がある。NOはマクロファージが産生する病原菌を殺す細胞毒で，GHは免疫細胞を活性化して免疫能を高める。

なお，重症の細菌感染症に対してアルギニンを多く投与すると，マクロファージが大量のNOを産生して末梢血管を拡張し，血圧低下をもたらすので注意が必要である。

### 6.1.3 n-3系脂肪酸

n-3系脂肪酸からは抗炎症性エイコサノイドが産生され，n-6系脂肪酸からは炎症性エイコサノイドが産生される。n-3系とn-6系のエイコサノイド産生はそれぞれ独立して競合的に働くため，免疫能が低下した高度侵襲下でn-3系脂肪酸を使用することは，炎症性エイコサノイドの産生を抑制することになる。しかし，n-6系からは抗炎症性エイコサノイドも産生されるので，n-3系とn-6系のエイコサノイドがバランスよく作用することが，生体の免疫能調節には重要である。

### 6.1.4 核　　酸

これまで，核酸（DNA，RNA）は生体内で合成されるので，食事からの補給は不要とされてきた。一方で，母乳には核酸が含まれており，核酸が生体で何らかの役割を果たしていることが考えられ，現在，粉ミルクには核酸が添加されている。

またこれまで，摂取された核酸は分解されて大部分が尿酸として排出され，組織中には組み込まれないとされてきた。しかし近年では，経口投与された核酸の多くが吸収され，骨格，肝臓，脾臓，皮膚などの組織に取り込まれることがわかった。このことから，手術侵襲，感染症や長期間の低栄養などで核酸の需要・供給のバランスが崩れると，組織の機能障害を起こす可能性が示唆されている。

## 6.2 免疫能賦活用濃厚流動食

免疫能賦活用はすべて濃厚流動食で，経腸栄養剤はない。製品としては，インパクト（ネスレ日本），メイン（明治），オキシーパ（アボットジャパン）がある（表5-8）。

免疫能賦活成分としては，インパクトはアルギニンを配合している。すべての製品が魚油を使用してn-3系脂肪酸（EPA，DHA）を配合し，インパクトとメインは消化・吸収の速いMCTを，オキシーパはMCFAを多く含むココナツ油とγ-リノレン酸に富むルリジサ油（ボラージ油）を配合している。核酸はインパクトが配合している。そのほか，メインとオキシーパはカルニチンを配合している。免疫能賦活用濃厚流動食の主要成分組成を表5-8に示した。

表5-8 病態別（免疫能賦活）濃厚流動食の主要成分組成

| | 免疫能賦活用濃厚流動食（食品） | | |
|---|---|---|---|
| 製品名 | インパクト | メイン | オキシーパ |
| 販売 | ネスレ日本 | 明治 | アボットジャパン |
| 性状 | 液状 | 液状 | 液状 |
| 包装（内容量/包） | 紙パック（125mL） | 紙パック（200mL） | 缶（250mL） |
| エネルギー | 110 kcal/125 mL | 200 kcal/200 mL | 375 kcal/250 mL |
| 濃度（kcal/mL） | 0.88 | 1.0 | 1.5 |
| タンパク質 | カゼイン，アルギニン | 乳清タンパク質加水分解物，乳タンパク質 | カゼイン |
| g/100 kcal<br>%エネルギー | 9.5<br>38 | 5.0<br>20 | 4.2<br>16.7 |
| 脂質 | なたね油，精製魚油，MCT | MCT，なたね油，パーム油別油，精製魚油 | なたね油，ココナッツ油，ルリジサ油，魚油 |
| g/100 kcal<br>%エネルギー | 3.7<br>34 | 2.8<br>25 | 6.2<br>55.1 |
| 糖質 | ショ糖，デキストリン | パラチノース，デキストリン | マルトデキストリン，ショ糖 |
| g/100 kcal<br>%エネルギー | 7.1（炭水化物）<br>28 | 13.1<br>52.4 | 7.1<br>28.2 |
| グルタミン(g/100 kcal) | | | |
| アルギニン(g/100 kcal) | 2.2 | 0.15 | |
| α-リノレン酸（mg/100 kcal） | | 4（脂肪酸中%） | |
| EPA(mg/100 kcal) | 400 | 1.2（脂肪酸中%） | 347 |
| DHA(mg/100 kcal) | 182 | 0.8（脂肪酸中%） | 147 |
| n-3/n-6 | | 1/2.0 | |
| 核酸(mg/100 kcal) | 218（RNA） | | |
| 食物繊維(g/100 kcal) | | 1.8 | ― |
| 浸透圧(mOsm/L) | | 700 | |
| その他成分 | | 難消化性デキストリン，カルニチン | カルニチン |
| 製品 | | | |

## 練習問題

**問題5-1** 経腸栄養が可能と考えられる病態である。正しいのはどれか。1つ選べ。
(1) 重症急性膵炎の発症直後
(2) クローン病の急性増悪期
(3) 下顎骨腫瘍の術後
(4) 潰瘍性大腸炎による下血直後
(5) 敗血症による多臓器不全

〈第29回 国家試験問題〉

**問題5-2** 経腸栄養法に関する記述である。正しいのはどれか。1つ選べ。
(1) 人工濃厚流動食には，ミキサー食が含まれる。
(2) 小腸切除例の適応判断基準に，残存腸管の長さは含まれない。
(3) 開始時の投与速度は，50mL/時以下とする。
(4) 下痢が生じた場合は，投与速度を速める。
(5) 脱水が生じた場合，血清尿素窒素値が低下する。

〈第29回 国家試験問題〉

**問題5-3** 経腸栄養法に関する記述である。正しいのはどれか。1つ選べ。
(1) カテーテルの先端は，回腸に留置する。
(2) 胃食道逆流予防には，仰臥位とする。
(3) 胃瘻による管理は，1週間以内とする。
(4) 持続投与における投与量は，1時間当たり300mLとする。
(5) 成分栄養剤の長期投与では，必須脂肪酸欠乏に注意する。

〈第28回 国家試験問題〉

**問題5-4** 経鼻胃管により経腸栄養剤を投与した時に生じた下痢の原因である。誤っているのはどれか。1つ選べ。
(1) 乳糖を含むものを使用した。
(2) 浸透圧の低いものを使用した。
(3) 投与速度を400mL/時とした。
(4) 投与時の温度を4℃とした。
(5) 前日に溶解したものを使用した。

〈第27回 国家試験問題〉

## 第5章　経腸栄養剤

**問題5-5**　下表は，種々の経腸栄養剤の特徴を示したものである。

| 経腸栄養剤の種類 | A | B | C | D | E |
|---|---|---|---|---|---|
| NPC/N比* | 100 | 150 | 150 | 150 | 600 |
| フィッシャー比 | 4 | 4 | 40 | 4 | 4 |
| 浸透圧（mOsm/L） | 330 | 330 | 700 | 700 | 300 |

*NPC/N比：非タンパク質エネルギー／窒素比

クローン病（活動期）の栄養療法に適切な経腸栄養剤である。正しいのはどれか。1つ選べ。

(1) 経腸栄養剤A
(2) 経腸栄養剤B
(3) 経腸栄養剤C
(4) 経腸栄養剤D
(5) 経腸栄養剤E

〈第26回 国家試験問題〉

**問題5-6**　胃瘻に関する記述である。正しいものの組合せはどれか。

a　PEG（percutaneous endoscopic gastrostomy）は，内視鏡的に胃瘻を造設する手術である。
b　胃瘻からの経腸栄養剤には，天然濃厚流動食は使用できない。
c　胃瘻造設により経口摂取が不可能となる。
d　在宅での胃瘻からの経腸栄養剤投与は，可能である。

(1) aとb　　(2) aとc　　(3) aとd　　(4) bとc　　(5) cとd

〈第25回 国家試験問題〉

### 【参考文献】

・井上啓子ほか：日本栄養士会雑誌，**55**（8），40-48，2012
・青江誠一郎：今後の「食」を語る　食物繊維の生理作用，乳酸菌ニュース2011秋季号（No.474），2011
・日本食品分析センター：核酸について，JFRLニュース，**3**，27，2011
・井上善文：経腸栄養剤の種類と特徴，静脈・経腸栄養（第3版）基礎・臨床研究のアップデート，日本臨牀，**68**（増刊号3），187-193，2010
・木村　智ほか：Immunonutrientsの種類と作用機序，静脈・経腸栄養（第3版）基礎・臨床研究のアップデート，日本臨牀，**68**（増刊号3），613-622，2010
・小林清典ほか：クローン病での在宅栄養，静脈・経腸栄養（第3版）基礎・臨床研究のアップデート，日本臨牀，**68**（増刊号3），687-691，2010
・藤田吾郎ほか：慈恵医大誌，**121**，291-296，2006
・Tanaka, Y. et al.：*Kurume Medical Journal*，**50**，131-137，2003
・前田憲志：カルニチンの生理的意義，臨牀透析，**16**（2），159-165，2000

- 飯干泰彦ほか：*JJPEN*（輸液・栄養ジャーナル），17（6），459-462，1995
- Moore F.A., *et al.*：*Ann Surg*，216（2），172-183，1992
- 厚生労働省「難治性炎症性腸管障害に関する調査研究」班：クローン病治療指針（平成25年度改訂版），平成25年度分担研究報告書，p.450-453，2014
- 厚生労働省：平成24年「国民健康・栄養調査」，2013
- 文部科学省：五訂増補日本食品標準成分表 脂肪酸成分編，2011
- 日本肝臓学会編：慢性肝不全・肝硬変の診療ガイド2013，文光堂，2013
- 日本肝臓学会企画広報委員会編：慢性肝炎診療マニュアル，日本肝臓学会監修，医学書院，2001
- 日本呼吸器学会ガイドライン第4版作成委員会編：COPD（慢性閉塞性肺疾患）診断と治療のためのガイドライン第4版，日本呼吸器学会，2013
- 日本静脈経腸栄養学会編：静脈経腸栄養ハンドブック，南江堂，2011
- 日本静脈経腸栄養学会：nutritionDay（https://www.jspen.jp/nutrition-day）
- 日本腎臓学会編：慢性腎臓病に対する食事療法基準2014年版，日本医学社，2014
- 日本腎臓学会：CKD診療ガイド2012（http://www.jsn.or.jp/guideline/ckd2012.php）
- 大熊利忠ほか編：キーワードでわかる臨床栄養（改訂版），羊土社，2011
- 五明紀春ほか編：スタンダード人間栄養学 基礎栄養学，朝倉書店，2010
- 野田光彦監修：糖尿病「進化」がもたらすもの，小学館，2010
- 佐々木雅也編：NSTのための経腸栄養実践テクニック，照林社，2007
- 田中芳明：NST栄養管理パーフェクトガイド（上，下），医歯薬出版，2007
- 蟹江治郎：胃瘻PEG合併症の看護と固形化栄養の実践，日総研出版，2004
- 中嶋俊彰：よくわかる最新医学 新版肝臓病，主婦の友社，2004
- 蟹江治郎：後期合併症の原因と対処，胃瘻PEGハンドブック，医学書院，2002
- GOLD日本委員会：COPD情報サイト（http://www.gold-jac.jp/copd_facts_in_japan/）
- International Diabetes Federation（IDF）：Diabetes Atlas sixth edition（2014Update）（http://www.idf.org/diabetesatlas）
- エレンタール配合内用薬インタビューフォーム（2010年改訂）
- 幸書房：日本の油脂事情（http://www.saiwaishobo.co.jp/）
- ツインラインNF配合経腸用液添付文書
- 難病情報センター：クローン病（http://www.nanbyou.or.jp/entry/81）
- 日本油脂検査協会：食用植物油脂の脂肪酸組成（http://www.oil-kensa.or.jp/statistics/statistics.html）
- 丸山道生：シリーズ胃瘻栄養で半固形化栄養材を使いこなす 第1回「半固形化」の現状と問題点，PDN通信第30号，PEGドクターズネットワーク（www.peg.or.jp/paper/article/semi-solid/30.html）

# 第6章 経静脈栄養の基礎

　血管内に直接薬液を投与する輸液療法は，17世紀からイヌなどを用いて実験的に行われてきた。臨床応用は，コレラに伴う下痢による脱水患者を対象として，1832年，Latteによって初めて行われ，大きな治療効果を得た。しかしながら，当時は細菌感染に関する知識が不十分であったことなどから，輸液療法は危険を伴う治療法であったと考えられる。

　細菌学の発展に伴って消毒や滅菌の手技が確立し，周辺機器の充実などの条件も整い，危険の少ない有効な治療法として認識されたのは，20世紀にいたってからである。さらに，20世紀半ば以降，糖質，アミノ酸，脂質などの栄養素の製剤化も進み，1968年，Dudrickら[1]の開発した中心静脈栄養法によって，今日にいたる輸液療法が確立した。

　医療用医薬品である輸液による水・電解質の管理や栄養管理は，栄養士の業務範囲ではないと認識されてきたことから，すべての栄養士・管理栄養士が輸液に対して必ずしも十分な知識を有しているわけではない。一方，栄養サポートチーム（NST：nutrition support team）の普及や栄養療法の重要性の認識が高まるにつれ，栄養士にも輸液に関する知識を求める声が高くなっている。本章では，輸液に関する基礎をまとめた。

## I　輸液投与の目的と分類

　現在，多くの輸液がさまざまな目的で使用されているが，その目的を表6-1にまとめた。体液管理を目的とする場合には水・電解質輸液を，栄養補給を目的とする場合は栄養輸液を用いる。それ以外にも，抗生剤などを溶解し，経静脈的に投与することを目的とする輸液，治療上必要な薬物投与ルートを確保する目的に用いられる場合もある。

① 水・電解質輸液：血漿電解質と浸透圧が等しくなるよう調整された細胞外液補充液（等張電解質液）と，維持液類（低張電解質液）に分類される。
② 栄養輸液：栄養素の投与量，投与期間，投与部位によって，末梢静脈栄養法（PPN：peripheral parenteral nutrition）に用いる輸液，中心静脈栄養法（TPN：total parenteral nutrition）に用いる輸液に分類される。末梢静脈栄養輸液は中カ

表6-1　輸液の目的と使用する輸液

| 目的 | | 使用する輸液 |
|---|---|---|
| 体液管理 | 水・電解質の補給・補正<br>循環血漿量の維持<br>酸・塩基平衡異常の是正 | 水・電解質輸液 |
| 栄養補給 | エネルギー源の補給<br>体構成成分の補給<br>ビタミン・微量元素の補給 | 栄養輸液 |
| その他 | 薬剤投与ルートの確保<br>特殊病態の治療 | |

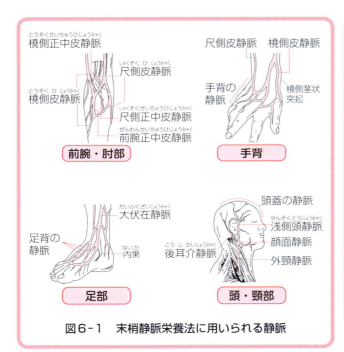

図6-1　末梢静脈栄養法に用いられる静脈

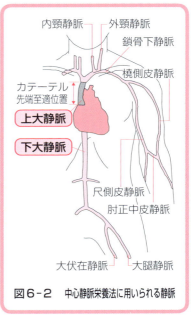

図6-2　中心静脈栄養法に用いられる静脈

ロリー輸液，中心静脈栄養輸液は完全静脈栄養輸液，または高カロリー輸液ともよばれる。

それぞれの輸液の投与部位を，図6-1，図6-2に示す。

## II 水・電解質輸液の背景

### 1 輸液に用いられる単位

輸液に含まれる成分の表示は，一般的に使われる重量単位であるmgやg，比率の単位である％などのほかに，mEq/L（milliequivalent/L；メック/L），mOsm/L（milliosmole；ミリオスモル/L）などの単位で表現される成分も存在する。

#### ① mEq/L

電解質の濃度の単位で，体液や輸液に含まれる電解質濃度を表すために用いる。Eqはequivalentの略で当量を表し，milliはその1,000分の1を示す。つまり，mEq/Lは溶液1Lに溶解している溶質の当量数を意味しており，mEq/L＝mmol/L×電荷数，で算出される。mmol/Lは溶液1L中に溶解している溶質のmol数であることから，mmol/L＝溶液1L中のg数/溶質の分子量，で算出される。

0.9％の塩化ナトリウム液である生理食塩液を例にとると，mmol/L＝溶液1L中のg数/溶質の分子量＝9/58.5＝0.154 mol/L＝154 mmol/Lとなり，mEq/L＝154×1＝154となる。

#### ② mOsm/L

浸透圧を表す単位はosmoleであり，体液や輸液では，その1,000分の1の単位であるmilliosmoleを用いる。浸透圧は溶液1Lに溶解している分子やイオンの数によって規定される。ブドウ糖のように溶解してもイオン化しない物質は，1 mmol/L＝1 mOsm/Lであるが，塩化ナトリウムの場合は，$Na^+$と$Cl^-$の2つの粒子に解離するので，1 mmol/L＝2 mOsmとなる。したがって，複数の溶質が溶解している溶液においてもそれぞれ溶質の数を加算すれば，溶液全体の浸透圧が算出できる。

### 2 体液の区分と電解質組成

#### 2.1 体液の区分と分布

図6-3に，体重に占める水分量と各区分の水分の割合の目安を示した。成人男性では，体重の60％が水分で占められている。この割合は年齢とともに変化し，小児は70〜80％と高く，高齢者では50％と低くなる。また，体脂肪の比率が高い肥満者や女性は，その程度に応じて50〜55％である。

成人男性を例にとると，各区分の体液は体重に比して細胞内に40％，細胞外に20％の割合で分布しており，さらに，細胞外液は組織間液として15％，血漿として5％の割合で分布している[2]。この体液量の平衡を図6-4に模式的に示した。健常時にはおおむね，1,500〜2,800 mLの摂取と排泄で平衡を保っているが，摂取量の低下もし

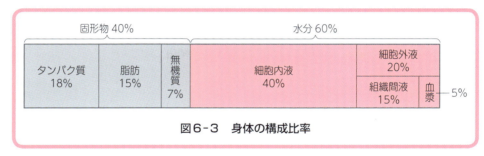

図6-3 身体の構成比率

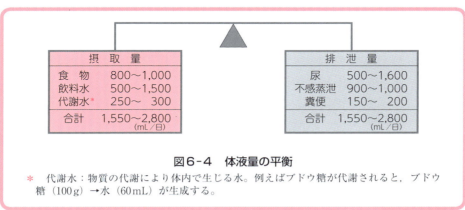

図6-4 体液量の平衡

＊ 代謝水：物質の代謝により体内で生じる水。例えばブドウ糖が代謝されると，ブドウ糖（100 g）→水（60 mL）が生成する。

くは排泄量の増加により，脱水状態を呈することとなる。脱水症は，主に細胞外液を喪失した場合と，細胞内液も含め体液全体の水分を喪失した場合が考えられるが，いずれの区分の喪失であるのかを見極め，治療に用いる輸液を選択する。

## 2.2 体液の電解質濃度

体液の電解質濃度を表6-2に示した。細胞外液，内液のいずれも陽イオンと陰イオン濃度が同等に存在しており，イオンの種類としては，細胞外液に$Na^+$と$Cl^-$が多く，細胞内液に$K^+$と$HPO_4^{2-}$（リン酸水素イオン）が多く分布している。こうした分布は，細胞内外の浸透圧を維持すると同時に，細胞内にブドウ糖を取り込み，取り込んだブドウ糖を用いてエネルギーを産生するためのものである。

# 3 浸透圧と水分の移行

## 3.1 血漿の浸透圧と水分の移行

血漿には，電解質に加えてブドウ糖やアミノ酸，さらに，アルブミンなどのタンパク質など，さまざまな物質が溶解することにより，285±5 mOsm/Lの浸透圧を生じている。血漿浸透圧と等しい溶液を等張液，低い液体を低張液，高い場合を高張液と呼ぶ。血漿浸透圧の98.5％は電解質などの低分子物質によるもので，晶質浸透圧と呼

### 表6-2 体液の電解質濃度

| mEq/L | | 細胞外液 | | 細胞内液 |
|---|---|---|---|---|
| | | 血漿 | 組織間液 | |
| 陽イオン | $Na^+$ | 142 | 144 | 15 |
| | $K^+$ | 4 | 4 | 150 |
| | $Ca^{2+}$ | 5 | 2.5 | 2 |
| | $Mg^{2+}$ | 3 | 1.5 | 27 |
| | 計 | 154 | 152 | 194 |
| 陰イオン | $Cl^-$ | 103 | 114 | 1 |
| | $HCO_3^-$ | 27 | 30 | 10 |
| | $HPO_4^{2-}$ | 2 | 2 | 100 |
| | $SO_4^{2-}$ | 1 | 1 | 20 |
| | 有機酸 | 5 | 5 | |
| | タンパク質 | 16 | 0 | 63 |
| | 計 | 154 | 152 | 194 |

出典）小野寺時夫編：輸液・栄養リファレンスブック，メディカルトリビューン，p.9，2003

ばれている。残りの1.5％は血漿タンパク質に由来し，膠質浸透圧と呼ばれている。

　血漿から組織間への水分の移行は，毛細血管の微小な間隙を介して行われる。この間隙は，水および低分子物質は通過可能であるのに対し，高分子物質であるタンパク質は通過できない。毛細血管の動脈側では，水分および電解質などの低分子物質は組織間に移行し，静脈側では，膠質浸透圧によって水および低分子物質が血漿に移行する。組織間と細胞内の水分の移行は，浸透圧の差によって発生する。

## 3.2　輸液の浸透圧と水分の移行

　先に述べたように，水・電解質輸液は，この浸透圧の差による水分の移行を利用して，細胞内または細胞外に水分を補給する。

　輸液は血管内に薬液を直接投与することから，製剤の浸透圧は効力にも安全性にも関わる。薬液が投与される血漿浸透圧は，上述のように，285±5 mOsm/Lであり，血管内皮細胞や赤血球などはこの浸透圧下で恒常性を維持している。仮に，浸透圧のない純水を点滴投与した場合，血漿浸透圧は急激に低下し，相対的に浸透圧が高い細胞内に水分が移行する。その結果，細胞膜の脆弱な赤血球は破裂し，毛細血管に栓塞を生じ，死にいたる場合も起こり得る。逆に，浸透圧の高い薬液を投与した場合は細胞から血漿に水分が流出し，細胞内脱水が起こる。

　輸液製剤は，血漿とほぼ浸透圧が等しい生理食塩液を浸透圧比1と規定し，その浸透圧比を添付文書に記載している。栄養輸液では，多くの栄養素が溶解されていることから，浸透圧比が高い輸液も存在する。また，末梢血管から投与する輸液で血管痛の発症比率が高くなるのは，浸透圧比3.5以上であるといわれている。

# III 水・電解質輸液の実際

水・電解質の管理は，先に述べた，細胞内外の浸透圧の差によって生じる水分の移動を利用して行われる。細胞外液量や細胞外液に多く含まれる電解質の低下に対しては，細胞外液補充液（等張電解質輸液）が用いられる。また，細胞内を含めた全身的な脱水には，維持液類（低張電解質輸液）が用いられる。

## 1 細胞外液補充液（等張電解質輸液）

表6-3に，血漿と主な細胞外液補充液の組成を示した。細胞外液である血漿には，$Na^+$，$Cl^-$ を中心におのおの154 mEq/Lの陽イオンと陰イオンが存在し，285±5 mOsm/Lの浸透圧を有している。細胞外液補充液は，血漿の電解質組成に近似した組成に調整することで，血漿と同等の浸透圧を示すよう製剤設計されている。

### 1.1 開発の歴史

細胞外液補充液の開発の歴史は，血漿の電解質組成に可及的に近づけることであった。1800年代前半に開発された0.9％食塩水である生理食塩液は，血漿に含まれるさまざまな電解質を，陽イオンは$Na^+$，陰イオンは$Cl^-$ に置き換えた処方であり，おのおの154 mEq/L含有することで，285 mOsm/Lの浸液透圧を示す（$Na^+$，$Cl^-$ おのおの154 mEq/L含有する溶液の浸透圧は，計算上308 mOsm/Lと算出されるが，溶液中ではNaClの15％が分子状態で存在するため，凝固点降下法で実測した浸液透圧は285 mOsm/Lを示す）。

1800年代後半にいたってLingerは，生理食塩液に$K^+$ と$Ca^{2+}$ を加えたリンゲル液を

**表6-3 血漿，細胞外液補充液の電解質組成**

| | | 電解質組成（mEq/L） | | | | | 長　所 | 短　所 | |
|---|---|---|---|---|---|---|---|---|---|
| | | $Na^+$ | $K^+$ | $Ca^{2+}$ | $Cl^-$ | その他 | | | |
| 細胞外液 | 血漿 | 142 | 4 | 5 | 103 | $HCO_3^-$ 27 | | | |
| 細胞外液補充液 | 生理食塩液 | 154 | | | 154 | | $Na^+$, $Cl^-$ のみの最も単純な組成。汎用性は高い。 | アルカリ化成分なし↓大量投与時に注意 | $Na^+$, $Cl^-$ が高い。 |
| | リンゲル液[*1] | 147 | 4 | 5 | 156 | | $Na^+$, $K^+$, $Ca^{2+}$ は血漿組成に近い。 | | $Cl^-$ が高い。 |
| | 乳酸リンゲル液[*2] | 130 | 4 | 3 | 109 | lactate$^-$ 28 | $HCO_3^-$ の代用として乳酸Naを配合。アルカリ化能を付与。$Na^+$ 以外は血漿組成に最も近い。 | $Na^+$ はやや低い。 | |

\*1　生理食塩液のNaClを減量，KCl，$CaCl_2$ を配合。
\*2　リンゲル液をベースに，乳酸Naを配合。乳酸Naは$H^+$ を捕捉して代謝され，$H^+$ を中和する。炭酸水素Na（重曹）よりも緩徐な是正効果を示す（乳酸では$H^+$ の供与となる）。

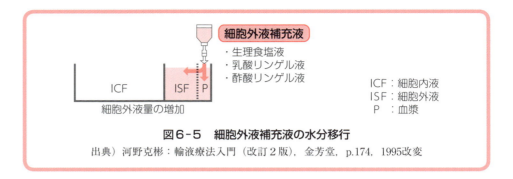

**図6-5 細胞外液補充液の水分移行**
出典）河野克彬：輸液療法入門（改訂2版），金芳堂，p.174，1995改変

提唱した．血漿には，$Cl^-$に次いで多く存在する陰イオンである$HCO_3^-$（重炭酸イオン）は血液のpHを7.4に維持する作用を有することがあきらかになるにつれ，アルカリ化剤の配合が求められるようになった．1932年にHartmannは，アルカリ化剤として乳酸ナトリウムを配合した乳酸リンゲル液（ハルトマン液）を開発した．その後，酢酸ナトリウムをアルカリ化剤とした酢酸リンゲル液，さらには，血漿と同様に重炭酸ナトリウムを用いた重炭酸リンゲル液も開発された．

## 1.2 使用目的

細胞外液補充液は，文字どおり細胞外液の補充に用いられる．その根拠は先に述べたように，細胞外液と同等の浸透圧を有することによる．

細胞外液を喪失する病態が適応になる．よく知られた症状としては，下痢による脱水が挙げられる．消化管液は，細胞外液が腺組織を介して消化管に移送されたものであり，多くの電解質を含有している．細胞外液補充液は，下痢によって喪失した水分と電解質を補給することを目的に用いる．図6-1に示した末梢静脈から投与し，300～500 mL/時間を目安に，年齢，体重および症状によって適宜増減する．脱水の治療のみならず，手術中にも循環血漿量の確保を目的に使用される．

投与後の水分の移行を，図6-5に模式的に示した．

## 2 維持液類（低張電解質輸液）

生理食塩液が血漿と等張であるのと同様に，5％ブドウ糖液も血漿と等張の溶液である．図6-6に示したように，この2種類の溶液を混合した溶液は，いかなる混合比率であっても等張の溶液となり，安全に投与することが可能である．この2種類の溶液を一定の比率で配合したのが維持液類である（電解質としては低張となる）．

維持液類は，生理食塩液と5％ブドウ糖液の配合比率により，1号液から4号液の4種類が市販されている．1号液は2液を1対1に配合し，2，3，4号液の順に5％ブドウ糖液の配合比率を高める処方となっている．

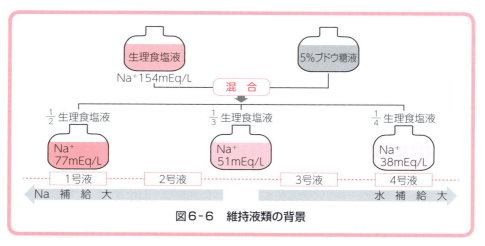

図6-6 維持液類の背景

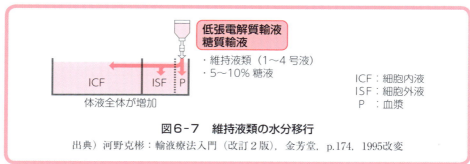

図6-7 維持液類の水分移行

出典）河野克彬：輸液療法入門（改訂2版），金芳堂，p.174，1995改変

## 2.1 使用目的

配合したブドウ糖は，投与後細胞内に移行し，エネルギーとして消費されることから，細胞外液の浸透圧は低下する。その結果，水分は浸透圧の低くなった細胞外液から細胞内に移行することとなり，細胞内，細胞外ともに水分が補給されることとなる。したがって，ブドウ糖の含量が高くなれば，細胞内への水分補給効果は大きいこととなる。投与後の水分の移行を図6-7に模式的に示した。

細胞内液の脱水は，飲水量や食事量の減少に伴う水分摂取量の低下や，発汗に伴う水分喪失に起因することが多く，こうした脱水症の治療に有効である。投与部位は，細胞外液補充液と同様に末梢静脈であり，投与速度は300〜500 mL/時間を目安にし，適宜増減する。

## 2.2 主な維持液類

維持液類の中で特徴的な組成を有し，使用頻度の高い1号液と3号液について詳述する。

### 2.2.1 1 号液

先に述べたように，1号液は生理食塩液と5％ブドウ糖液を1対1で混合した処方であり，$K^+$は配合されていない。

$K^+$は筋電位の収縮に深く関与し，血漿濃度の基準値も3.5～5.0 mEq/Lと極めて狭い範囲で調整されており，基準値上限の2倍にあたる10 mEq/Lで心停止にいたる。食事で摂取した$K^+$が多くなった場合は，腎機能が正常であれば腎から$K^+$を排出して基準値を維持する。しかしながら，脱水で尿量が著しく少なくなった場合，腎機能も低下することから，$K^+$の排出に支障をきたす可能性もある。

こうした危険を回避するために，脱水の治療のみならず，腎機能が不明確な場合には$K^+$を含まない1号液を用いる。このため1号液は，開始液とも呼ばれる。

### 2.2.2 3 号液

一方，3号液は，生理食塩液と5％ブドウ糖液をおおむね1対3に混合した組成となっている。製造会社によって電解質濃度は異なるが，水分の1日維持量である2,000 mLを投与した場合，主要な電解質の$Na^+$および$Cl^-$の1日維持量である70～100 mEq，$K^+$の40 mEqを補給できることから，維持液と呼ばれている。

## IV 栄養輸液の背景

### 1 栄養素の製剤化

輸液による栄養成分の補給は，各栄養素の製剤化に併行して進められた。

#### 1.1 糖質の製剤化

エネルギー産生栄養素の一つである糖質の供給源のブドウ糖液は，わが国でも1930年代に製品化されていた。さらに，アミノ酸，脂肪の製剤化や中心静脈栄養法の確立を機会に，さまざまな濃度の糖質輸液が製剤化されるようになった。

#### 1.2 アミノ酸の製剤化

純度の高いアミノ酸の製造が可能となったことから，最適のアミノ酸組成の検討も始まり，1946年，Howeによって必須アミノ酸を中心にしたVuj-Nの処方が提唱された。これをはじめとして，生体内でより効率的なタンパク質合成のためのアミノ酸組成が検討され，1957年にFAO暫定基準が，さらにそれを改良したFAO/WHO基準が提唱されるにいたった。

また，さらにわが国では，分岐鎖アミノ酸（BCAA：branched-chain amino acid）であるバリン，ロイシン，イソロイシンのタンパク質合成に果たす役割に着目し，これらを多く含有するTEO基準（アミノ酸輸液検討会が提唱した基準）を，1980年に発表す

るにいたった。BCAAの研究はさらに進められ，病態生理の研究結果ともあいまって，栄養補給のみならず，肝性脳症の治療や腎不全に適した組成のアミノ酸輸液が開発された。

### 1.3 脂肪の製剤化

エネルギー産生栄養素の一つである脂肪の供給源の脂肪乳剤は，1965年，Wretlindによって大豆油と乳化剤の卵黄レシチンを用いて製剤化された。脂肪乳剤を投与する目的は，9 kcal/gとブドウ糖のほぼ倍のエネルギー量を示すことから効率のよい補給源であることと，必須脂肪酸であるリノール酸やα-リノレン酸の補給源としても重要な役割を果たしていることである。

人工脂肪粒子である脂肪乳剤は，投与後にHDL（high density lipoprotein）からアポCⅡ，アポCⅢおよびアポEが転送され，生体内で産生されるカイロミクロンと同様のリポタンパク質に変化する。リポタンパク質に変化した後は，脂肪乳剤中の脂質は生体内で産生されたリポタンパク質と同様に，LPL（lipoprotein lipase）によって加水分解を受ける。人工脂肪粒子がリポタンパク質に変化するには一定の時間を要することから，脂肪乳剤の投与速度は，0.1 g/kg/hr程度にするべきであるという報告もある[3]。

現在市販されている脂肪乳剤の粒子径は0.2〜0.4μmであるが，この粒子径は，pH，電解質，アミノ酸などから影響を受ける。そのため，脂肪乳剤と他の薬剤を混合することが禁じられており，他の輸液を投与している場合，同一バッグ内に混合することができず，別の投与経路を確保するか，時間をずらす必要がある。

### 1.4 ビタミン，微量元素の製剤化

中心静脈栄養輸液療法は，長期にわたり経口，経腸的に栄養摂取が不可能，または，不十分な場合において栄養管理が可能な手段であるが，用いる輸液は，エネルギー産生栄養素とともに，ビタミン，微量元素を適切な量と比率で配合することが前提である。高カロリー輸液用ビタミン剤や微量元素製剤も，1980年代から90年代には市販されるようになり，栄養輸液療法が実施される環境が整った。

## 2 主な市販の単味栄養輸液

従来，栄養輸液は患者の状態などを考慮し，単味のエネルギー産生栄養素とともに，ビタミン，微量元素製剤を組み合わせ，中心静脈栄養輸液剤として院内で無菌的に調製されていた。現在も単味の製剤は市販されており，簡便性の高い製剤が開発された今日でも，院内製剤の調製に用いられている。その主な製剤をまとめた。

### 2.1 糖質輸液

5，10，20，40，50，70％のブドウ糖を含有する製剤が市販されている。5％ブド

ウ糖液は，前述したように，細胞外液と等張であることから，抗生剤の溶解剤として用いられることが多く，50〜100 mLの低容量の製剤がよく使われる。50％や70％の高濃度の製剤は，心不全，腎不全など体液量の制限が必要な患者の中心静脈栄養輸液の調製に不可欠である。

20〜40％程度のブドウ糖液に主要な電解質を，維持液類の3号液と同様の組成で加えた中心静脈栄養基本液も使用されている。

## 2.2　高濃度アミノ酸輸液

アミノ酸濃度10％の輸液が市販されている。1980年代，わが国では術後の速やかな創傷治癒を目的として，アミノ酸の組成が広範に検討され，BCAA含有量が30％以上の処方が望ましいとする臨床研究の成果を踏襲している。さらに，BCAA含有率35.5％の肝性脳症の治療用や，含有率45.5％の腎不全用の輸液も用いられている。

## 2.3　脂肪乳剤

脂肪濃度10％と20％の2種類が市販されている。前述したように脂肪乳剤は，効率のよいエネルギー源，および必須脂肪酸の供給を目的に用いられる。現在，わが国で認可されている脂肪乳剤は，大豆油を原料として調製されている。

# 3　輸液容器の変遷

1970年代にいたるまで，輸液の容器は，滅菌過程における耐熱性，内溶液観察のための透明性，輸送時の堅牢性などの理由から，ガラス容器が用いられてきた。同時にガラス容器の欠点として，廃棄や破損，さらに重量などの問題があり，ガラス容器に代わるものとして，プラスチック製の容器が1970年代中ごろから生産されるようになった。当初は，自立性のあるびん状のプラスチックボトルが主流であったが，より透明度が高く，より軽量でかさばらないプラスチックバッグが生産されるようになり，現在は多くの輸液で使われている。プラスチックバッグは，通気性が高いことや遮光性がないことなどアミノ酸輸液の保存性の問題もあったが，外袋に包むなどの工夫で解決されている。

さらに，1990年代の半ば，一つのバッグを加熱溶着によって隔壁をつくり，2室に分画してそれぞれに輸液を充填し，使用時に一方の画分を強く押して隔壁を開通させ投与する方式の，いわゆるダブルバッグの開発は，その後の栄養輸液に大きな影響を与えた。

# V 栄養輸液の実際

## 1 末梢静脈栄養輸液の現状

### 1.1 末梢静脈栄養法の選択

アメリカ静脈経腸栄養学会（ASPEN）の栄養補給のアルゴリズム（第5章の図5-5参照）は，わが国においても広く受け入れられるようになっている。

これによると，消化管が機能している場合は，経腸栄養法を選択するべきであり，消化管が機能していない場合に限って経静脈栄養法を行うよう提案している。さらに，短期間で経静脈栄養から経腸栄養に移行できる場合には末梢静脈栄養法を選択し，消化管機能の回復に応じて経腸栄養に移行することを推奨している。末梢静脈栄養輸液は，特別な手技を必要としないことから，中心静脈栄養輸液が確立する以前から行われてきたが，いくつかの問題点も有していた。

### 1.2 問題点

#### 1.2.1 血管痛

先に述べたように，末梢血管から血管痛などを考慮した場合，輸液の浸透圧の上限は，生理食塩液の3.5倍以上とされている。しかし，その範囲内では2,000 mLを投与しても，1日に必要な熱量，アミノ酸量の半分程度しか補給できない。したがって，ある程度経口摂取が可能である症例の不足分を補う場合や，栄養状態が比較的良好で経口摂取が不可能な期間が短い症例の栄養補給の手段として用いられている。

#### 1.2.2 吸収の時間差

ブドウ糖液とアミノ酸輸液を順次投与した場合は，体内に取り込まれる栄養素に時間差を生じることとなり，栄養補給に不都合が生じる可能性があることも問題点の一つであった。それを防ぐために，院内で無菌的に混合調製することも試みられたが，設備や人手の問題から実施できない施設も多く，糖質とアミノ酸の双方に加えて，主要な電解質を含有する製剤の開発が望まれるようになった。

#### 1.2.3 メイラード反応

ブドウ糖液とアミノ酸輸液を混合すると，ブドウ糖のアルデヒド基とアミノ酸のアミノ基が反応してアマドリ化合物に変化し，複雑な反応経路を経た後にメラノイジンが産生される。この反応はメイラード反応と呼ばれ，クッキーや味噌の褐色はこの反応の結果である。メイラード反応生成物は，食品として安全性の高い物質であるが，血管に直接投与した場合の安全性は未知な部分も多く，この反応によって，ブドウ糖，アミノ酸の含有量の低下も免れない。

メイラード反応を抑制するために，溶液のpHを下げる，反応性の高いアミノ酸を

表6-4 主なビタミン$B_1$配合末梢静脈栄養輸液の組成

| 組成 | | | ビーフリード点滴静注用[*1]<br>(大塚製薬工場) | アミグランド点滴静注用[*2]<br>(テルモ/田辺三菱製薬) | パレセーフ点滴静注用[*3]<br>(AYファーマ/陽進堂) |
|---|---|---|---|---|---|
| 電解質 | $Na^+$ | mEq/L | 35 | 35 | 35 |
| | $K^+$ | | 20 | 20 | 20 |
| | $Mg^{2+}$ | | 5 | 5 | 5 |
| | $Ca^{2+}$ | | 5 | 5 | 5 |
| | $Cl^-$ | | 35 | 35.2 | 35.2 |
| | $SO_4^{2-}$ | | 5 | 5 | 5 |
| | $Acetate^-$ | | 16 | 19 | 19 |
| | $Gluconate^-$ | | − | 5 | 5 |
| | $Lactate^-$ | | 20 | 20 | 20 |
| | $Citrate^{3-}$ | | 6 | − | − |
| | P | mmol/L | 10 | 10 | 10 |
| | Zn | μmol/L | 5 | 4.8 | 4.8 |
| ブドウ糖 | | g/L | 75.00 | 75.00 | 75.00 |
| 総遊離アミノ酸 | | | 30.00<br>(アセチルシステイン含有) | 30.00<br>(システイン含有) | 30.00<br>(システイン含有) |
| 塩酸チアミン | | mg/L | 1.92 | 2.0 | 2.0 |
| 総熱量 | | kcal/L | 420 | 420 | 420 |
| 容量 | | mL | 500(BG), 1,000(BG) | 500(BG) | 500(BG) |

出典) ＊1は2012年1月, ＊2は2015年4月, ＊3は2013年7月時点の各製品添付文書

アセチル化する，ブドウ糖の代替としてグリセリンを用いる，などの工夫がなされたが，血管痛や静脈炎の副作用の発生頻度が高いことや，十分なエネルギーが得られないことなどの欠点を克服するにはいたらなかった．

## 1.3 問題の解決（ダブルバッグ，ビタミン$B_1$配合製剤の開発）

こうした問題を解決したのは，先に述べたダブルバッグの開発であった．一つのバッグに隔壁をつくり，上下2室に分画し，上室にはアミノ酸輸液を，下室には糖・電解質液を充填し，使用時に一方の画分を強く押して隔壁を開通させることによって，血管痛や静脈炎の副作用が軽減された．このダブルバッグの登場によって，末梢静脈栄養法は幅広く用いられるようになった．

現在，さらに小室を設け，ブドウ糖の代謝に不可欠なビタミン$B_1$（チアミン）を配合した製剤も市販されている．表6-4に組成を示す．

## 2 中心静脈栄養輸液の現状

中心静脈に高濃度の栄養輸液を投与する手技の呼称はいくつかあり，日本静脈経腸栄養学会（JSPEN）では，完全静脈栄養法と呼称するべきと提言している．筆者もこ

表6-5 主な中心静脈栄養輸液の組成

| | | エルネオパ輸液[*1]<br>(大塚製薬工場) | | ネオパレン輸液[*2]<br>(大塚製薬工場) | | フルカリック輸液[*3]<br>(テルモ/田辺三菱製薬) | |
|---|---|---|---|---|---|---|---|
| | | 1号 | 2号 | 1号 | 2号 | 1号 | 2号 |
| 総液量 (mL) | | 1,500 | 1,500 | 1,500 | 1,500 | 1,354.5 | 1,504.5 |
| 総熱量 (kcal) | | 840 | 1,230 | 840 | 1,230 | 840 | 1,230 |
| 非タンパク熱量 (kcal) | | 720 | 1,050 | 720 | 1,050 | 720 | 1,050 |
| 糖質 | ブドウ糖 (g) | 180 | 262.5 | 180 | 262.5 | 180 | 262.5 |
| | 糖濃度 (%) | 12.0 | 17.5 | 12.0 | 17.5 | 13.29 | 17.45 |
| アミノ酸 | 総遊離アミノ酸量 (g) | 3.0 | 45 | 30 | 45 | 30 | 45 |
| | 総窒素量 (g) | 4.70 | 7.05 | 4.70 | 7.05 | 4.68 | 7.02 |
| | 必須アミノ酸/非必須アミノ酸 | 1.44 | 1.44 | 1.44 | 1.44 | 1.33 | 1.33 |
| | 分岐鎖アミノ酸含有率 (w/w%) | 30 | 30 | 30 | 30 | 31 | 31 |
| ビタミン (種類) | | 13 | 13 | 13 | 13 | 13 | 13 |
| 微量元素 | 亜鉛 ($\mu$mol) | 45 | 45 | 30 | 30 | 30 | 30 |
| | 鉄 ($\mu$mol) | 26.25 | 26.25 | − | − | − | − |
| | マンガン ($\mu$mol) | 0.75 | 0.75 | − | − | − | − |
| | 銅 ($\mu$mol) | 3.75 | 3.75 | − | − | − | − |
| | ヨウ素 ($\mu$mol) | 0.75 | 0.75 | − | − | − | − |

出典) ＊1は2014年9月,＊2は2012年1月,＊3は2015年4月時点の各製品添付文書

れに同意しているが,末梢静脈栄養法との関連を考えると,混乱を招きかねないことから,本稿では中心静脈栄養法と記載する。

## 2.1 中心静脈栄養法の適応

末梢静脈栄養法では,投与熱量もしくはタンパク質に限界があり,経口摂取できない患者を,一定以上の期間栄養管理することは不可能である。これに対し,中心静脈栄養法は,より多くの栄養素の投与が可能であり,長期にわたる栄養管理が可能である。鎖骨下静脈などに穿刺し,血流量の多い中心静脈に留置したチューブを介して高濃度の薬液を注入することで,安全に多量の栄養素を補給できる。

この方法は,1960年代後半,Dudrickらによって確立され,1970年代以降わが国でも消化器がん術後患者の栄養管理を中心に,大きな成果を上げるようになった。

## 2.2 投与方法

中心静脈栄養輸液も末梢静脈栄養輸液と同様に,複数の栄養素を同時に投与する必要があり,現在では,糖質,アミノ酸,ビタミン,微量元素を4室におのおの充填したバッグを,使用時に隔壁を開通して投与する方式の製剤が広く用いられるようになった。表6-5にその組成を示したが,脂肪乳剤は他の薬剤との混合が禁じられていることから,配合された製剤は承認されていない。

中心静脈栄養輸液は,1号液(開始液),2号液(維持液)と呼称される栄養素の濃度の異なる2種類の輸液から成り立っている。これは,血管内に直接,高濃度の栄養

素を投与することによる血糖の急激な変動をはじめ，生体側の反応を寛恕(かんじょ)にするための工夫である。低濃度の1号液から開始し，患者の状態を観察しながら，数日かけて投与量を増加させ，2号液に移行する。2号液投与期間を維持期と呼ぶ。維持期から中心静脈栄養法からの安全な離脱のため，1号液を併用することで徐々に投与量を減衰し，数日をかけて離脱を図る。

## 2.3 問題点

中心静脈栄養法は，長期にわたる経口的な食事の摂取不能な患者の栄養管理には不可欠な手段であり，今日でもその重要性は失っていない。しかしながら，多量のブドウ糖の投与は血糖管理を困難にさせ，その結果として，細胞内脱水を生じる危険性の増加や，穿刺部や輸液ライン接続部などからの細菌感染症についての問題がある。

これらの問題点は，消化管を介して行われる消化・吸収という本来の栄養素の摂取とは大きく異なり，血管に直接栄養素を投与することに起因していると考えられる。その顕著な例は，消化管の廃用症候にある。小腸上皮細胞は，栄養素の吸収部位であると同時に，腸管内外のバリアー機能を担っている。この上皮細胞は，消化管を通過する栄養素を利用しており，経口による栄養摂取が途絶えた状況下では，十分な栄養補給が得られず組織が萎縮することが，ラットで認められている。組織の萎縮はバリアー機能の破綻を招くと考えられ，腸内細菌が血液中に移行するバクテリアルトランスロケーションの原因となる。

## 2.4 適応の減少

以前は，中心静脈栄養法の主要な適応であった消化器がんの術後は，その侵襲から2週間以上の消化管の安静が必要であり，経腸栄養剤を投与しても，消化・吸収能は低下しており，栄養補給は見込めないという考え方が支配的であった。しかしながら，消化管の安静は長期間必要としないという意見が徐々に浸透し，早期経腸栄養の有用性が認められるようになった。

さらに，わが国でも，今世紀に入って普及したNSTの活動により，第5章の図5-5に示したアルゴリズムが支持され，中心静脈栄養法の適応は少なくなっている。

その一方，短腸症候群をはじめ中心静脈栄養法のみが生命を支える手段である患者の存在は，決して少なくはないことを考え合わせるとき，その重要性は変わらない。

# VI おわりに

輸液療法は，200年に及ぶ歴史を有している。それは，先人が試行錯誤を繰り返しながら確立した学問的成果と臨床的知識の歴史でもある。現在でもこの歴史は継続されている。このことは，輸液療法を行う臨床医の不断の営みや経験を背景に，輸液製

剤や投与にかかる器具の開発と改良が続いていることを意味する。

本稿では，紙面の関係もあり，理論的な裏づけや生理学的な反応にはあえて触れなかった。興味のある方は，ぜひ専門書をお読みいただきたい。

## 練習問題

**問題6-1** 静脈栄養法に関する記述である。正しいのはどれか。1つ選べ。
(1) 生理食塩液のナトリウム濃度は，154 mEq/Lである。
(2) 高カロリー輸液製剤には，クロムが含まれる。
(3) 中心静脈栄養法と経腸栄養法は併用できない。
(4) 脂肪乳剤は，末梢静脈から投与できない。
(5) ビタミン$B_1$欠乏では，代謝性アルカローシスを発症する。

〈第29回 国家試験問題〉

**問題6-2** 55歳，男性。身長170 cm，体重50 kg。入院前1か月で10％の体重減少がみられ，最近1週間経口摂取不能であった。エネルギー2,000 kcal，アミノ酸60 g，脂肪20 gの静脈栄養を開始した場合の投与2日目のモニタリング結果である。正しいのはどれか。1つ選べ。
(1) 血清トリグリセリド値の低下がみられる。
(2) 血清リン値の上昇がみられる。
(3) 血清カリウム値の上昇がみられる。
(4) 血清マグネシウム値の低下がみられる。
(5) 血清インスリン値の低下がみられる。

〈第29回 国家試験問題〉

**問題6-3** 静脈栄養補給法に関する記述である。正しいのはどれか。1つ選べ。
(1) 末梢静脈栄養補給法で用いる輸液のアミノ酸濃度は，30％である。
(2) 高カロリー輸液基本液には，鉄が含有されている。
(3) 成人では，非たんぱく質熱量/窒素比を700 kcal/gとする。
(4) 中心静脈栄養補給法では，ブドウ糖濃度が20％の輸液を使用できる。
(5) 脂肪乳剤の投与は，1 g/kg標準体重/時とする。

〈第27回 国家試験問題〉

**問題6-4** 静脈栄養法による栄養管理に関する記述である。正しいのはどれか。1つ選べ。
(1) 生理食塩液には，9 mEq/Lの$Na^+$が含まれる。

(2) 成人のブドウ糖の投与速度は，10mg/kg体重/分とする。

(3) 高カロリー輸液用基本液には，亜鉛が含まれる。

(4) ビタミン$B_6$欠乏では，代謝性アシドーシスを発症する。

(5) 脂肪乳剤は，末梢静脈から投与できない。

〈第26回 国家試験問題〉

### 【引用文献】

1) Dudrick S.J., *et al.* : *Surgery*, **64** (1), 134-142, 1968
2) 飯野靖彦：一目でわかる水電解質, メディカル・サイエンス・インターナショナル, p.4, 1995
3) Iriyama K., *et al.* : *Nutrition*, **7** (5), 355-357, 1991

### 【参考文献】

・北岡建樹：チャートで学ぶ輸液療法の知識, 南山堂, 1995
・小野寺時夫編：輸液・栄養リファレンスブック, メディカルトリビューン, p.9, 2003

# 索　引

## 欧文

| | |
|---|---|
| ACE阻害薬 | 93 |
| ADME（アドメ） | 23 |
| ARB | 92 |
| cAMP | 6 |
| Ca拮抗薬（CCB） | 19, 42, 63, 91 |
| Caチャネル遮断薬（CCB） | 19, 42, 63, 91 |
| cGMP | 64 |
| COPD用濃厚流動食 | 153 |
| CYP2C9 | 107 |
| CYP3A4 | 45 |
| DDP-4阻害薬 | 77 |
| GLP-1受容体作動薬 | 81 |
| HbA1c | 72 |
| HMG-CoA還元酵素阻害薬 | 84 |
| IL-1β | 103 |
| n-3/n-6比 | 136 |
| n-3系脂肪酸 | 135, 159 |
| n-6系脂肪酸 | 135, 159 |
| Naチャネル遮断薬 | 19 |
| non-HDLコレステロール | 83 |
| NSAIDs | 61, 102, 103 |
| NSAIDsパルス療法 | 102 |
| P-糖タンパク質 | 44 |
| PI反応 | 7 |
| PPARアゴニスト | 17 |
| RTH容器 | 142 |
| SGLT2阻害薬 | 35, 79 |
| α-リノレン酸 | 135 |
| α-グルコシダーゼ阻害薬 | 79 |
| α₁受容体 | 9 |
| α遮断薬 | 96 |
| β遮断薬（βブロッカー） | 63, 97 |
| γ-リノレン酸 | 135 |

## あ

| | |
|---|---|
| 亜鉛欠乏 | 53 |
| アカラシア | 110 |
| アゴニスト | 6, 40 |
| アジソン氏病 | 96 |
| アセチルコリン | 39, 40 |
| アセチル抱合 | 32 |
| アデニル酸シクラーゼ（AC） | 7 |
| アテローム性動脈硬化 | 61 |
| アドレナリン | 7 |
| アドレナリンα受容体 | 7 |
| アドレナリンβ受容体 | 7 |
| アドレナリン受容体 | 40 |
| アドレナリン受容体拮抗薬 | 96 |
| アミノ酸 | 67, 134 |
| アミノ酸トランスポーター | 46, 133 |
| アラキドン酸 | 60, 135 |
| アルカリ性食品 | 105 |
| アルギニン | 159 |
| アルドステロン拮抗薬 | 95 |
| アルドステロン受容体 | 15 |
| アルブミン | 29 |
| アンジオテンシンⅡタイプ1受容体 | 92 |
| 安静狭心症 | 63 |
| アンタゴニスト | 6, 40, 69 |

## い・う

| | |
|---|---|
| イオンチャネル | 4, 18 |
| イコサペント酸エチル | 88 |
| 維持液類 | 170 |
| 依存性 | 69 |
| 一塩基多型 | 32 |
| 1型糖尿病 | 73 |
| 1号液 | 172 |
| 一次情報伝達物質 | 5, 11 |
| 1回膜貫通型受容体 | 7 |
| 一価不飽和脂肪酸 | 134 |
| 一酸化窒素 | 64 |
| 遺伝子多型 | 32 |
| 胃内滞留時間（GET） | 27 |
| イノシトール三リン酸（IP₃） | 7 |
| 医薬品 | 1 |
| イルリガートル | 144 |
| インクレチン | 77 |
| インスリン | 80 |
| インスリン持続皮下注入療法 | 80 |
| インスリン受容体 | 11 |
| インスリン製剤 | 80 |
| インスリン抵抗性 | 80, 154 |
| インスリン分泌不全 | 154 |
| インターフェロンγ（IFN-γ） | 58 |
| インターロイキン-1（IL-1） | 58 |
| インフラマソーム | 104 |
| 運動療法（糖尿病の） | 75 |

## え・お

| | |
|---|---|
| エイコサノイド | 135 |
| エイコサペンタエン酸 | 135 |
| 栄養セット | 144 |
| 栄養チューブ | 144 |
| 栄養輸液 | 164, 172 |
| 液状経腸栄養剤（食） | 131 |
| エゴマ油 | 135 |
| エストロゲン | 16 |
| エストロゲン作用 | 96 |
| エストロゲン製剤 | 111 |
| エルゴカルシフェロール | 13 |
| 遠位尿細管 | 94 |
| 炎症 | 57 |
| 遠心性神経系 | 37 |
| 黄体ホルモン | 16 |
| 横紋筋融解症 | 87 |
| オステオカルシン | 112 |
| オレイン酸 | 134 |

## か

| | |
|---|---|
| 核酸 | 159 |
| 核内受容体（細胞内受容体） | 11, 46 |
| カスパーゼ | 104 |
| 顎骨壊死 | 110 |
| 活性型ビタミンD | 13 |
| 活性型ビタミンD₃製剤 | 112 |
| カプリル酸 | 136 |
| カプリン酸 | 136 |
| カプロン酸 | 136 |
| 紙パック | 142 |
| 仮面高血圧 | 90 |
| カリウム（K）保持性利尿薬 | 95 |
| カリクレイン-キニン系 | 92 |
| カルシウム拮抗薬（CCB） | 19, 42, 63, 91 |
| カルシウム製剤 | 113 |
| カルシウムチャネル遮断薬（CCB） | 19, 42, 63, 91 |
| カルシトニン受容体 | 113 |
| カルシトニン薬 | 113 |
| カルニチン | 138 |
| 加齢 | 36 |
| 缶 | 142 |
| 肝硬変 | 151 |
| 肝疾患 | 151 |
| 冠循環 | 62 |
| 緩徐吸収性糖質 | 154 |
| 肝性脳症 | 65, 151 |
| 肝臓 | 30, 65 |
| 肝不全 | 65 |
| 肝不全用経腸栄養剤 | 152 |

## き・く

| | |
|---|---|
| 拮抗支配 | 38 |
| 機能性表示食品 | 47 |
| 吸収 | 23 |
| 急性関節炎発作 | 101 |
| 凝固因子 | 48, 49 |
| 狭心症 | 62 |
| グアニル酸シクラーゼ | 7 |
| グルクロン酸抱合 | 32 |
| グルココルチコイド | 16 |
| グルタミン | 157 |
| クレーブス病 | 14 |
| グレープフルーツジュース | 42, 85, 92 |
| クローン病 | 148 |

## け

| | |
|---|---|
| 経管栄養法 | 117 |
| 経口栄養法 | 117 |
| 経静脈栄養法 | 118, 164 |
| 経腸栄養剤 | 120 |
| 経腸栄養法 | 117 |
| 経鼻栄養法 | 145 |
| 経皮内視鏡的胃瘻造設術（PEG） | 146 |
| 経瘻孔栄養法 | 146 |
| ゲスターゲン | 16 |
| 血液脳関門（BBB） | 28, 44 |
| 血管痛 | 175 |
| 血漿浸透圧 | 167 |
| 血小板 | 48 |
| 血清尿酸値 | 100 |
| 血栓 | 48 |
| 血栓症 | 50 |
| 血栓塞栓症 | 50 |
| 健康日本21（第2次） | 89 |
| 原発性高脂血症 | 83 |
| 原発性骨粗鬆症 | 108 |

## こ

| | |
|---|---|
| 抗アンドロゲン作用 | 96 |
| 高アンモニア血症 | 65 |
| 高カリウム（K）血症 | 93 |
| 交感神経 | 39 |

# 索引

## か行（続き）

- 高血圧 ... 88
- 高血圧管理 ... 90
- 抗血栓薬 ... 50
- 抗コリン薬 ... 40
- 鉱質コルチコイド ... 15
- 甲状腺刺激ホルモン放出ホルモン（TRH） ... 14
- 甲状腺ホルモン ... 14
- 合成エストロゲン ... 111
- 合成食（CDD） ... 122
- 酵素 ... 4, 17
- 高尿酸血症 ... 100
- 高濃度アミノ酸輸液 ... 174
- 抗ヒスタミン薬 ... 69
- コーン油 ... 136
- 骨芽細胞 ... 113
- 骨新生 ... 113
- 骨粗鬆症 ... 107
- 骨粗鬆症性骨折 ... 107
- コルヒチン ... 103
- コレカルシフェロール ... 13
- コレステロール異化促進薬 ... 86
- 混合型（高尿酸血症） ... 101

## さ

- サイアザイド系利尿薬 ... 94
- 細菌感染症 ... 178
- サイクリックAMP ... 6
- サイクリックGMP ... 64
- 剤形 ... 2
- 細小血管症 ... 74
- サイトカイン ... 58, 104
- 細胞外液補充液 ... 169
- 細胞内シグナル伝達 ... 6
- 細胞内受容体（核内受容体） ... 11, 46
- 細胞内脱水 ... 178
- 細胞膜 ... 25
- サフラワー油 ... 136
- 3号液 ... 172

## し

- ジアシルグリセロール（DAG） ... 7
- ジアミンオキシダーゼ活性 ... 141
- シクロオキシゲナーゼ ... 60, 103
- 脂質異常症 ... 82
- 視床下部 ... 37
- 自然食品流動食 ... 126
- シソ油 ... 135
- シックデイ ... 81
- シトクロムP450（CYP） ... 30, 43
- ジペプチド ... 133
- 脂肪乳剤 ... 173, 174
- 主作用 ... 70
- 受動輸送 ... 24
- 腫瘍壊死因子α（TNF-α） ... 58
- 受容体 ... 4, 5
- 消化態栄養剤 ... 123, 124
- 消化態濃厚流動食 ... 127
- 小腸コレステロールトランスポーター阻害薬 ... 86
- 初回通過効果 ... 24, 65
- 食事療法（糖尿病の） ... 75
- 食道狭窄 ... 110
- 食道弛緩不能症 ... 110
- 食物繊維 ... 140
- 食欲抑制薬 ... 69
- 女性ホルモン ... 16

- 自律神経 ... 37
- 腎（尿中）排泄 ... 33
- 心筋梗塞 ... 62
- 神経伝達物質 ... 4
- 人工濃厚流動食 ... 127
- 腎臓 ... 33, 155
- 浸透圧 ... 166, 167
- 腎不全用濃厚流動食 ... 157

## す・せ・そ

- 水溶性食物繊維 ... 75, 140
- スタチン ... 84
- ステロイド系抗炎症薬 ... 59
- ステロイドホルモン ... 15
- スライド方式 ... 149
- スルホニル尿素薬 ... 76
- 生活習慣の修正 ... 91
- 脆弱性骨折 ... 107
- 正常域血圧 ... 88
- 成分栄養剤（ED） ... 123, 124
- 生理活性物質 ... 4
- セカンドメッセンジャー ... 7
- 節後繊維 ... 37
- 節前繊維 ... 37
- 選択的エストロゲン受容体モジュレーター ... 111
- セントジョーンズワート ... 44, 85
- 前破骨細胞 ... 113
- 総合栄養食品 ... 130
- 促進拡散 ... 25
- 続発性高脂血症 ... 83
- 続発性骨粗鬆症 ... 108
- 速効型インスリン分泌促進薬 ... 77
- ソフトバッグ ... 142

## た

- 第Ⅰ相反応 ... 30
- 体液の区分 ... 166
- 代謝 ... 30
- 大豆油 ... 136
- 第Ⅱ相反応 ... 31
- 第8脳神経障害 ... 95
- 多価不飽和脂肪酸 ... 134
- タピオカデキストリン ... 154
- ダブルバッグ ... 174, 176
- 短鎖脂肪酸 ... 136
- 胆汁 ... 35
- 胆汁酸再吸収阻害薬 ... 86
- 単純（受動）拡散 ... 25
- 男性ホルモン ... 16
- タンパク質 ... 133
- タンパク質加水分解物 ... 133
- タンパク質キナーゼA（Aキナーゼ） ... 8
- タンパク質キナーゼC（Cキナーゼ） ... 10

## ち

- チアゾリジン薬 ... 78
- チーズ ... 53
- 窒素源 ... 133
- 中鎖脂肪（MCT） ... 136
- 中鎖脂肪酸 ... 136
- 中心静脈栄養法 ... 118
- 中心静脈栄養輸液 ... 176
- チューブリン ... 103
- 聴覚障害 ... 95
- 腸肝循環 ... 36
- 腸管粘膜萎縮 ... 119
- 長鎖脂肪（LCT） ... 136

- 長鎖脂肪酸 ... 136
- チラミン ... 53
- チロキシン ... 14
- チロシンキナーゼ ... 7, 11

## つ・て・と

- 痛風 ... 101
- 痛風発作の極期 ... 102
- 痛風発作の前兆期 ... 102
- 低カリウム（K）血症 ... 95
- 低血糖 ... 81
- 低張電解質輸液 ... 170
- デキストリン ... 140
- テストステロン ... 16
- デヒドロエピアンドロステロン ... 16
- 電解質濃度 ... 166, 167
- 添加フレーバー ... 132
- 天然型エストロゲン ... 111
- 糖質コルチコイド ... 16, 59
- 糖質輸液 ... 172, 173
- 等張電解質輸液 ... 169
- 糖尿病 ... 72, 154
- 糖尿病型 ... 72
- 糖尿病ケトアシドーシス ... 72
- 投与容器 ... 144
- ドコサヘキサエン酸 ... 135
- ドパミン ... 46
- トランスポーター ... 4, 18, 25
- トリペプチド ... 133
- トリヨードチロニン ... 14
- トロンビン ... 49

## な行

- 内因性交感神経刺激作用 ... 97
- ナトリウムチャネル遮断薬 ... 19
- 7回膜貫通型受容体 ... 6
- 2型糖尿病 ... 73
- ニコチン ... 40
- ニコチン酸誘導体 ... 87
- 二次情報伝達物質 ... 7
- 二次性高血圧症 ... 88
- 二重支配 ... 38
- 尿細管再吸収 ... 34
- 尿酸 ... 100
- 尿酸降下薬 ... 105
- 尿酸産生過剰型 ... 101
- 尿酸生成抑制薬 ... 105
- 尿酸トランスポーター（URAT1） ... 22, 100
- 尿酸排泄促進薬 ... 106
- 尿酸排泄低下型 ... 101
- 尿路結石 ... 105
- 妊娠糖尿病 ... 74
- ネガティブフィードバック調節 ... 14
- 濃厚流動食 ... 120
- 能動輸送 ... 25
- ノルアドレナリン ... 7

## は・ひ

- ハーフED ... 149
- パーム核油 ... 136
- 排泄 ... 33
- パウチ ... 142
- 白衣高血圧 ... 90
- バクテリアルトランスロケーション ... 119, 178
- 破骨細胞 ... 110, 113
- バセドウ病 ... 14
- パラチノース ... 154

# 索 引

パルミトレイン酸 134
半固形化栄養法 147
半固形化経腸栄養剤（食） 131
半消化態栄養剤 123
半消化態濃厚流動食 127
ビグアナイド薬 78
微小管形成 103
ヒスタミン 52, 58, 68
ヒスチジン 52
非ステロイド系抗炎症薬 61, 102
ビスホスホネート薬 110
ビタミンA酸 12
ビタミン$B_1$配合製剤 176
ビタミン$B_6$ 47
ビタミン$D_2$ 13
ビタミン$D_3$ 13
ビタミンK 50, 112
ビタミン$K_2$製剤 112
必須脂肪酸 135
ヒドロキシアパタイト 112
非必須脂肪酸 135
病態別栄養剤（食） 148

### ふ・へ・ほ

フィブラート系薬 87
副交感神経 39
副甲状腺ホルモン 112
副甲状腺ホルモン製剤 113
副作用 70
副腎性アンドロゲン 15
負のフィードバック調節 14

不飽和脂肪酸 134
不溶性食物繊維 140
ブラジキニン 58, 93, 103
ブラジキニン不活性化酵素キニナーゼⅡ 93
プリン代謝 100
プロスタグランジン 58, 60
プロドラッグ 33, 94
プロトロンビン 51
分岐鎖アミノ酸（BCAA） 67, 68, 151, 172
分布 27
粉末状経腸栄養剤（食） 131
平均血圧 88
ペプチドトランスポーター 133
芳香族アミノ酸（AAA） 68, 151
飽和脂肪酸 134
ホスホリパーゼC（PLC） 9
ホルモン 4
本態性高血圧症 88

### ま行

膜安定化作用 97
膜輸送体 18
末梢血管抵抗 88, 94
末梢静脈栄養法 118
末梢静脈栄養輸液 175
マルトデキストリン 140
慢性腎臓病（CKD） 155
慢性閉塞性肺疾患（COPD） 152
水・電解質輸液 164, 166

ムスカリン 40
メイラード反応 175
免疫栄養法 157
免疫能賦活栄養物（IED） 157
免疫能賦活用濃厚流動食 159
モノアミントランスポーター阻害薬 21
モノアミン類 21

### や行

薬物間相互作用 3
ヤシ油 136
有害反応 70
輸液の浸透圧 168
輸液療法 164
葉酸 53

### ら行

卵胞ホルモン 16
利尿薬 94
リノール酸 135
リポジストロフィー 80
リポタンパク質 82, 173
リモデリング 107
硫酸抱合 32
リン酸化 9, 11
ループ利尿薬 95
レチノイン酸 12
ロイコトリエン 60
労作性狭心症 63

### わ

ワイン 53

## 薬 物 名

アカルボース 79
L-アスパラギン酸カルシウム 113
アスピリン 1, 61
アセトアミノフェン 32, 61
アセブトロール 98
アテノロール 98
アトモキセチン 22
アトルバスタチン 86
アトロピン 39
5-アミノサリチル酸 54
アムロジピン 19, 64, 92
アモスラロール 98
アルファカルシドール 112
アルプレノロール 97
アレンドロン酸ナトリウム水和物 111
アログリプチン 78
アロチノロール 98
アロプリノール 105
アンフェタミン 31
イソニアジド 32, 52
イプラグリフロジン 79
イミプラミン 22, 31, 32
インドメタシン 32, 36, 61, 105
エキセナチド 81
エストラジオール 111
エゼチミブ 86
エチドロン酸二ナトリウム 111
エナラプリル 94
エプレレノン 96
エルカトニン 114
オキサプロジン 105

オキシブリノール 106
オメプラゾール 31
オルメサルタン 93
カプトプリル 94
カルシトニン 114
カルシトリオール 112
カルテオロール 97
カンデサルタン 93
カンレノ酸塩 96
キニジン 19
グリクラジド 76
クリノフィブラート 87
グリベンクラミド 76
グリメピリド 76
クロニジン 39
クロフィブラート 87
コカイン 22
コレスチミド 86
コレスチラミン 86
サラゾスルファピリジン 53
シクロスポリン 45
ジクロフェナック 61
シタグリプチン 78
ジフェンヒドラミン 70
シメチジン 35
硝酸イソソルビド 65
ジルチアゼム 19, 92
シンバスタチン 85
スコポラミン 39
スピロノラクトン 16, 96
セフェム（β-ラクタム）系抗生物質 26, 29

セレギリン 18
ゾピクロン 53
ダパグリフロジン 79
テオフィリン 31
デキサメタゾン 61
テラゾシン 96
テリパラチド 113
テルフェナジン 44
ドキサゾシン 96
トコフェロールニコチン酸エステル 88
ドネペジル 18
ドブタミン 39
トリアムテレン 96
トリクロルメチアジド 95
ナテグリニド 77
ナドロール 97
ナプロキセン 105
ニカルジピン 92
ニコチン 39
ニコモール 88
ニセリトロール 88
ニソルジピン 43
ニトログリセリン 64
ニフェジピン 19, 64, 92
ネオスチグミン 18
バゼドキシフェン酢酸塩 112
バルサルタン 93
バルプロ酸 18
パロキセチン 22

## 索引

| | | |
|---|---|---|
| ピオグリタゾン ... 79 | プロカイン ... 19 | メチルドパ ... 26 |
| ビソプロロール ... 98 | プロカテロール ... 39 | メトトレキサート ... 26 |
| ピタバスタチン ... 86 | フロセミド ... 95 | メトプロロール ... 98 |
| ヒドロクロロチアジド ... 95 | プロブコール ... 87 | メトホルミン ... 78 |
| ヒドロコルチゾン ... 61 | プロプラノロール ... 39, 63, 97 | メナテトレノン ... 113 |
| ビルダグリプチン ... 78 | プロベネシド ... 22, 35, 106 | メフェナム酸 ... 61 |
| ピレタニド ... 95 | ヘキサメトニウム ... 39 | モルヒネ ... 32, 36 |
| ピンドロール ... 63, 97 | ベクロメタゾンプロピオン酸エステル ... 60 | ヨヒンビン ... 39 |
| フェニトイン ... 19, 31 | ベザフィブラート ... 87 | ラクツロース ... 67 |
| フェニレフリン ... 39 | ベラパミル ... 19 | ラベタロール ... 98 |
| フェノフィブラート ... 87 | ベンズブロマロン ... 22, 107 | ラロキシフェン塩酸塩 ... 112 |
| フェロジピン ... 19, 43, 64 | ベンチルヒドロクロロチアジド ... 95 | リキシセナチド ... 81 |
| フェントラミン ... 96 | ボグリボース ... 79 | リシノプリル ... 94 |
| ブコローム ... 107 | マジンドール ... 69 | リセドロン酸ナトリウム水和物 ... 111 |
| ブナゾシン ... 96 | ミグリトール ... 79 | リナグリプチン ... 78 |
| ブホルミン ... 78 | ミチグリニド ... 77 | リラグルチド ... 81 |
| ブメタニド ... 95 | ミノドロン酸水和物 ... 111 | リン酸水素カルシウム ... 113 |
| プラゾシン ... 39, 96 | ミラベグロン ... 39 | レボドパ ... 26, 46 |
| プラノプロフェン ... 105 | ミルナシプラン ... 22 | ロキソプロフェン ... 61 |
| プラバスタチン ... 85 | ムスカリン ... 39 | ロサルタン ... 93 |
| フルバスタチン ... 85 | メタンフェタミン ... 22 | ロスバスタチン ... 86 |
| プレドニゾロン ... 61 | | ワルファリン ... 18, 29, 51 |

### 経腸栄養剤（食），輸液名

| | | |
|---|---|---|
| CZ-Hi ... 129 | カームソリッド ... 132 | ヘパス ... 152 |
| MA-ラクフィア0.6 ... 143 | グルコバル ... 155 | ヘパンED ... 152 |
| PGソフトEJ ... 132 | グルコバルTF ... 155 | ペプタメンAF ... 127 |
| SemiSolidサポート ... 132 | グルセルナ-REX ... 155 | ペプタメンスタンダード ... 127 |
| アイソカルプラスEx Bag ... 143 | サンエット-SA ... 129 | ペプチーノ ... 127 |
| アクトエールアクア ... 132 | サンエット-SAアクア ... 143 | メイグット ... 132 |
| アイソカルRTU ... 128 | タピオンα ... 155 | メイバランス1.0 ... 129 |
| アクトスルー ... 132 | ツインラインNF ... 124 | メイバランスソフトJelly ... 132 |
| アミグランド点滴静注用輸液 ... 176 | ディムス ... 155 | メイン ... 159 |
| アミノレバンEN ... 152 | テルミールソフト ... 132 | メディエフ ... 143 |
| インスロー ... 155 | テルミールミニ ... 127 | メディエフプッシュケア2.5 ... 132 |
| インパクト ... 159 | ネオパレン輸液 ... 177 | ラコールNF ... 126 |
| エネーボ ... 126 | ハイネ ... 127 | ラコールNF半固形剤 ... 132 |
| エルネオパ輸液 ... 177 | ハイネイーゲル ... 127 | リナーレンD ... 143, 157 |
| エレンタール ... 124 | ハイネゼリー ... 132 | リナーレンLP ... 157 |
| エレンタールP ... 124 | ハイネゼリーAQUA ... 130 | リナーレンMP ... 157 |
| エンシュア・H ... 126 | ハイネバッグ ... 130 | リカバリーニュートリート ... 132 |
| エンシュア・リキッド ... 126 | パレセーフ点滴静注用輸液 ... 176 | レナウェル3 ... 157 |
| オキシーパ ... 142, 159 | ビーフリード点滴静注用輸液 ... 176 | レナウェルA ... 157 |
| オクノス流動食品A ... 127 | フルカリック輸液 ... 177 | レナジーbit ... 157 |
| オクノス流動食品C ... 127 | プルモケア-Ex ... 142, 153 | レナジーU ... 157 |

〔編　者〕

| | | |
|---|---|---|
| 田中　芳明 | 久留米大学病院　医療安全管理部　教授 | |
| 中村　　強 | 福岡女子大学　国際文理学部　教授 | |

〔著　者〕（執筆順）　　　　　　　　　　　　　　　　　（執筆分担）

| | | |
|---|---|---|
| 森　　信博 | 広島国際大学　薬学部　教授 | 第1章Ⅰ・Ⅲ，第2章Ⅰ・Ⅱ・Ⅳ |
| 久山　哲廣 | 九州女子大学　家政学部　教授 | 第1章Ⅱ・Ⅳ，第2章Ⅲ・Ⅴ，第3章 |
| 柴田　哲雄 | 長崎国際大学　健康管理学部　教授 | 第4章Ⅰ・Ⅱ |
| 喜多　大三 | 摂南大学　学長付　教授 | 第4章Ⅲ・Ⅳ・Ⅴ |
| 柏原　典雄 | 福岡女子大学　国際文理学部　非常勤講師 | 第5章 |
| 上坂　英二 | 医療法人財団　緑秀会　田無病院 | 第6章 |

〔編集協力者〕

| | |
|---|---|
| 浅桐　公男 | 雪の聖母会　聖マリア病院<br>久留米大学　医学部　准教授 |
| 窪田　敏夫 | 第一薬科大学　臨床薬学分野　教授 |
| 小林　大介 | 九州大学　大学院薬学研究院　講師 |

---

**栄養薬理学**

2016年（平成28年）4月25日　初　版　発　行
2018年（平成30年）8月20日　第2刷発行

編　者　田　中　芳　明
　　　　中　村　　　強
発行者　筑　紫　和　男
発行所　株式会社　建　帛　社
　　　　　　　　KENPAKUSHA

〒112-0011　東京都文京区千石4丁目2番15号
TEL　(03) 3944-2611
FAX　(03) 3946-4377
http://www.kenpakusha.co.jp/

ISBN 978-4-7679-0556-3　C3047　　　　　幸和印刷／常川製本
©田中芳明，中村強ほか，2016　　　　　　Printed in Japan
（定価はカバーに表示してあります）

本書の複製権・翻訳権・上映権・公衆送信権等は株式会社建帛社が保有します。
**JCOPY**〈出版者著作権管理機構　委託出版物〉
本書の無断複製は著作権法上での例外を除き禁じられています。複製される場合は，そのつど事前に，出版者著作権管理機構（TEL 03-3513-6969，FAX 03-3513-6979，e-mail：info@jcopy.or.jp）の許諾を得て下さい。